新潮新書

読売新聞社会部取材班
The Yomiuri Shimbun Special Project

ルポ
海外「臓器売買」の闇

1039

新潮社

はじめに

「黒い土（チェルノーゼム）」と呼ばれる世界屈指の肥沃な土壌が広がり、小麦の大穀倉地帯となっているウクライナは、ロシアによる侵略に徹底抗戦する民主主義陣営の国として知られるようになった。しかし、国民の所得水準は驚くほどに低い。ウクライナ財務省のデータによると、戦争前の二〇二一年の平均年収は一六万八二一四フリブニャで、日本円で六五万円ほどでしかない。

この所得水準の低さに目をつけてきたのが「臓器ブローカー」である。国際的な臓器売買事件では、ウクライナ人が金銭と引き換えに自らの臓器を提供するケースがたびたび確認されている。

ウクライナのSNSを検索すれば、「経済苦なら腎臓を買います」といったドナー募集の書き込みを簡単に見つけられる。特に、地方の貧しい村に住む人々が、二つある腎臓のうち一つを売るケースが後を絶たない。

ウクライナ南部の村に住む女性も、そんな一人だ。黒海を挟んで対岸の国・トルコのブローカーの手下に呼び出され、二一年秋、中央アジア・ウズベキスタンに渡った。日本人患者に腎臓を提供し、対価として一万五〇〇〇ドル（約一七〇万円＝当時）近くをもらう約束だった。一万五〇〇〇ドルはウクライナでは大金で、地方の村なら家も買えるほどだという。

親族間の合法な移植を装うため、ドナー女性は現地で日本語を教わっていた。腎臓をもらうことになった日本人は、病院で会った女性が「幸せなら手をたたこう」という歌を日本語で口ずさんでいたことを覚えている。女性が日本国籍であると偽るため偽造パスポートも用意されていた。

手術は二一年一二月一八日、ウズベキスタンの隣国キルギスに場所を移して行われた。ドナー女性は自らの腎臓と引き換えに受け取った金を娘の学費などに充てたが、わずか二か月後、ロシアによる侵略戦争が起きた。

女性が住む南部は激戦地となり、上空をミサイルが飛び交う。腎臓を売ってまでして望んだ平穏で幸せな暮らしは実現しなかった。腎臓の片方を失った女性の健康状態に大きな問題はないものの、縫合の傷痕が痛むことがあるという。

貧しい国の人が自ら望んで腎臓を売る。腎臓をもらいたい先進国の患者が金を出す。一見すると、双方にメリットがある「ウィン・ウィン」の関係のようにも見えるが、果たしてそうだろうか。

こうした臓器売買は、極めて非人道的だとして、世界中で厳しく非難されている。金の力で臓器を売買することを許せば、金目当てに群がるブローカーの跋扈《ばっこ》を許し、貧しい人々が臓器を安値で買いたたかれる事態を招くからだ。

だが、臓器を買う側の日本国内ではこれまで、こうした非人道性が十分に注目されることは少なかった。金を持った日本人患者は、世界でうごめく臓器ブローカーにとって、格好の「獲物」にほかならなかったのだ。

※本書では、登場人物の大半の敬称を略したほか、患者やＮＰＯ職員らの一部を仮名とした。
　年齢・肩書は原則として当時のまま記載している。

ルポ　海外「臓器売買」の闇◆目次

本書に登場する海外臓器移植の主な現場

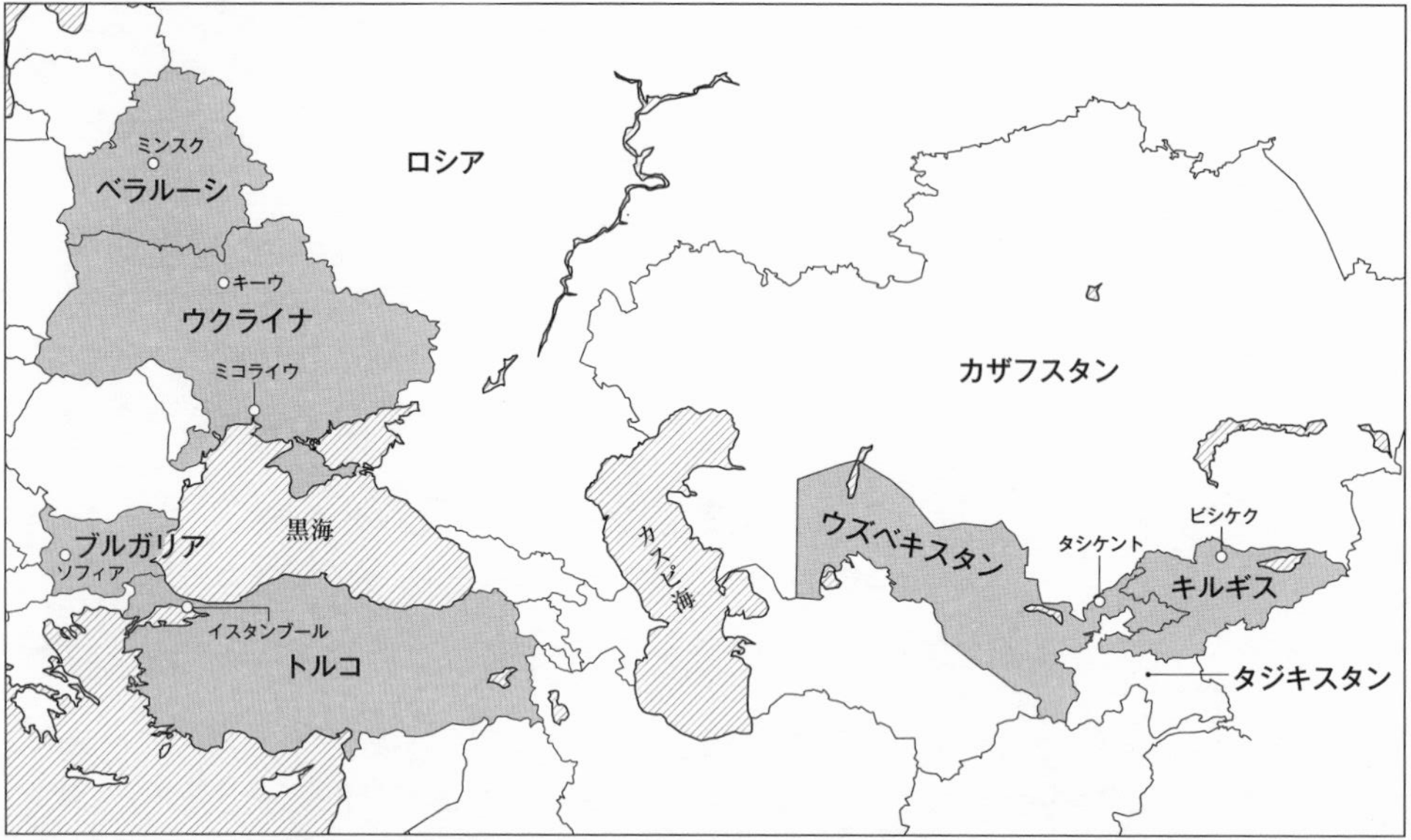

第一章　キルギスへ渡った五〇代女性

「心配なんだけど……」

窓の外は寒々しい景色だった。雪までは降っていないが、気温は一ケタ。特に朝と晩は冷え込んだ。

二〇二一年一二月一六日。この日、中央アジア・キルギスの首都ビシケク市内にある病院に入院した本田麻美（57）は、四階の病室で不安を募らせていた。

「この病院で本当に大丈夫かしら……」

病院は六階建てで、日本で臓器移植手術を手がける病院とは比べものにならないほど小さな病院だった。外壁は薄汚れており、部屋に設置されたシャワーはお湯が出なかった。

病室では、先に腎臓移植を受けたイスラエル人女性が苦しそうにしていた。激しい痛

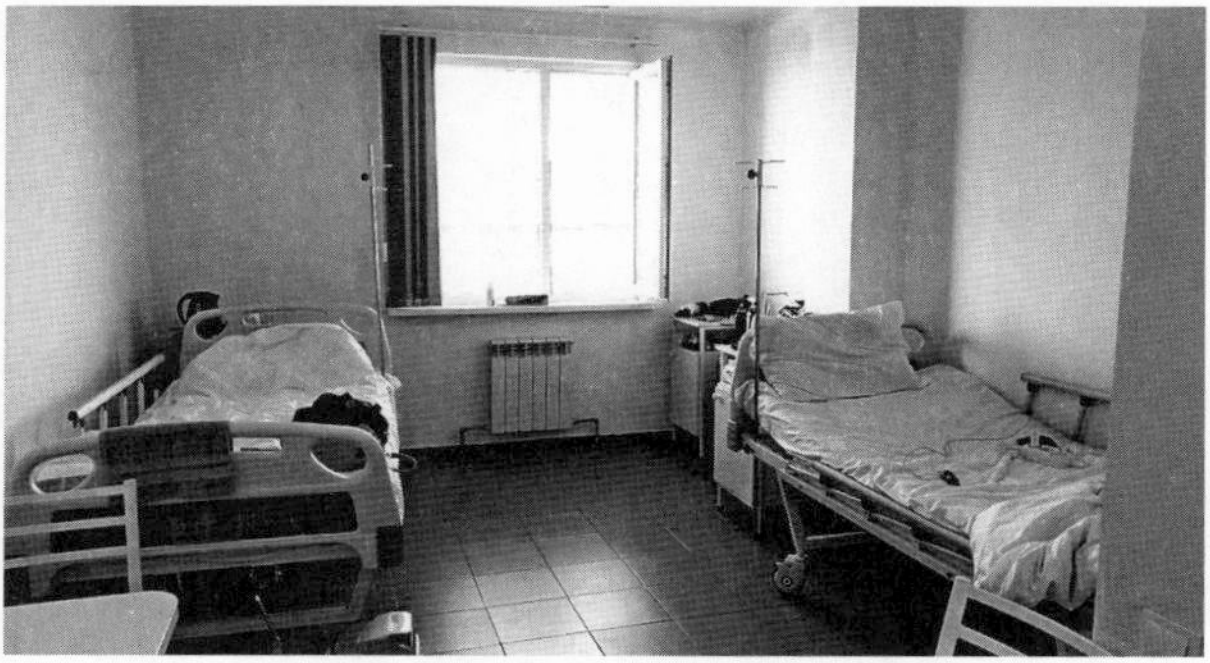
本田麻美が入院していた病室（関係者提供）

みがあるのか、ベッドの上でイモムシのように悶え続けていた。
イスラエル人女性の手術を執刀したのは、本田の執刀医となるエジプト人の男性医師だ。五〇歳代で、腕のいい軍医だと聞いたが、本当かどうかはわからなかった。
本田が「心配なんだけど……」と通訳のカタリナ・カリモワに相談すると、カタリナは「大丈夫ですよ」とほほ笑んだ。
このまま手術を受けるか、それとも、やめるか――本田は頭を悩ませながら、それまでの月日を思い起こしていた。

検索したNPOに依頼

関西地方で暮らす本田が腎疾患を発症したのは、

二〇一〇年頃のことだ。水分の入った袋が腎臓に多数できて腎機能が低下する難病で、二〇年春には症状が悪化し、体内から老廃物を取り除く人工透析治療を受けなければならなくなった。

人工透析治療は多くの場合、週三回ほど病院に通院し、体内の血液を機械に迂回させて血液中の老廃物を取り除く「血液透析」を行う。体に針を刺し、ベッドの上で四時間ほど過ごさなければならず、患者の負担は大きい。

これに対し、本田は自宅でできる「腹膜透析」と呼ばれる治療法を選んだ。おなかの中に注入した透析液に老廃物を取り込み、透析液ごと体外に取り出す手法で、夜間にもできることなどから患者の負担は比較的軽いとも言われる。

ただ、透析に欠かせない腹膜の機能が徐々に低下するため、この治療法を継続できる期間には限りがある。五年とも一〇年とも言われており、いずれは血液透析に移行しなければならなかった。

病を治し、こうした日々から逃れるためには、腎臓の移植手術を受けるしか選択肢はなかった。だが、国内で腎臓移植を希望しても、腎臓を提供するドナーが著しく少ないことから、平均で一〇年以上待つ必要がある。

本田は「早く移植を受ける方法はないか」とインターネットで検索した。辿《たど》り着いたのが、海外での臓器移植を仲介するNPO法人「難病患者支援の会」のホームページだった。

本田は家族に相談の上でNPOに連絡し、実質代表者（後に理事長）の菊池仁達《ひろみち》と電話やメールでやりとりを始めた。本田より四歳年上の菊池からは当初、東欧・ブルガリアでの移植を勧められたが、その後、ウズベキスタンを提示された。

一度も足を踏み入れたことのない異国での移植手術に、本田は大きな不安を感じたが、ほかに早く手術を受けられる方法は見当たらなかった。

NPOから伝えられた移植費用は約一八五〇万円。本田にとっては大金だったが、貯めていた預貯金で何とか用意することができる。本田は「これで健康を取り戻せるのなら」と、藁《わら》にもすがる思いで移植の仲介を依頼することに決めた。

口座振り込みで金を支払う際、費用の内訳について聞くと、菊池は「これは闇だから」と多くを語らなかったという。契約書も存在しなかった。それでも、本田はNPOに紹介された新大阪駅近くの医院で血液検査を受け、渡航の準備を進めた。

「親族間の生体移植」を装う

日本を出発したのは二一年六月。空路、ウズベキスタンの首都タシケントに入った。それまで電話とメールでやりとりしていた菊池と現地で初めて会った。通訳のカタリナからは「トルコ人のコーディネーターが関与している」と聞かされた。

菊池の当初の説明では「四〇日で日本に帰れる」とのことだったが、「ドナーが見つからない」と言われ、手術日がなかなか決まらなかった。「どうなっているのかしら」と思いながら、タシケント市内のホテルで滞在を続けた。

ひまを持て余し、近くの公園を散歩したり、買い物をしたりして気晴らしをした。長期滞在に伴い、それまでの腹膜透析から血液透析に切り替えており、定期的に現地の病院に通って透析治療を受けた。

やっとのことで「ドナーが見つかった」とNPOから伝えられたのは、渡航から四か月ほどたった一〇月頃のことだ。ドナーは中年のウクライナ人女性で、名前をエレナといった。トルコ人側の手配でタシケントに来ていた。

本田は、病院での検査の際などに何度もエレナと顔を合わせている。エレナは本田よりも小柄で、片言の日本語で「朝ご飯は食べましたか?」などと気さくに話しかけてきた。明るくおおらかな人柄で、何かと言えば「ハグ」をしてきた。

滞在先のホテルなどで、エレナはカタリナから日本語を教わっており、「幸せなら手をたたこう」という歌を日本語で口ずさんでいた。エレナを日本人の本田の親族に見せかけ、違法ではない「親族間の生体移植」を装うのが目的だった。それは後に知ったことで、本田は当時、何も知らされていなかった。

いよいよ手術の日が近づき、本田はホテルを出てタシケントの病院に入院した。ところが、一一月下旬に突然、カタリナから「隣国のキルギスに行きます」と告げられた。ちょうど入院先の病院から外出していた時だったが、病院に荷物を取りに行く間もなく、空港に直行した。

NPOの仲介で現地入りしていた他の日本人患者二人と一緒に飛行機に乗り込んだ。病院に置いてあった荷物はNPO職員が持ってきてくれた。

一時間余りのフライトでキルギスの空港に降り立つと、首都ビシケク市内にある病院に案内された。コーディネーターのトルコ人が民間の病院を借り切ったとのことで、慌ただしく移植用の医療機器が運び込まれていた。

日本人患者はさらに一人合流し、本田を含めて四人になっていた。他の三人はいずれも中年の男性で、全員が腎臓を病んでいた。

ドナーのエレナも、トルコ人とともにタシケントからビシケクに移動し、同じ病院の同じフロアに入院した。

トルコ人が手配した医療チームは、執刀医のエジプト人男性と、トルコ人の仲間の腎臓医、麻酔医、看護師らがメンバーだった。院内には、NPOとは別ルートでトルコ人が案内したと思われる外国人患者たちがおり、同様に腎臓移植を待っていた。

日本を発ってから、もう半年たっていた。ちゃんとした手術を行ってもらえるのかどうか不安はあったが、すでにドナーも目の前にいる。

本田の胸中には「手術を受けるのなら、今しかないのではないか」との思いが強まっていた。結局、手術を受けることを決断した。

目が覚めたらホテルに

入院から二日後の一二月一八日。病院五階にある手術室で、エレナの体内から摘出した腎臓を本田に移植する生体腎移植手術が行われた。

手術後、本田は意識が朦朧《もうろう》とした状態が続き、はっきりと目が覚めたのは一週間近くたった時だった。

そこは病室ではなく、ビシケク市内のホテルの一室だった。現地で「三つ星」とされるホテルで、客室は小綺麗だったが、臓器移植を受けた直後の患者が療養できるような場所でないことは明らかだった。

背中に、ナイフで刺されたかのような激痛があった。本田は、日本にいるＮＰＯの菊池から電話を受けた。

菊池「もしもし、聞こえますか」
本田「聞こえてますけど」
菊池「歩くと痛いの？」
本田「もちろん、手術したから傷口が痛いに決まっているでしょ。二五センチも切ったんですよ。最初は五センチと言われていて」
菊池「痛いといっても、（リハビリのために）動かないと余計ダメなんですよ。今回、リハビリが遅くなったので。麻酔から完全に覚めるのに二、三日かかったんですか？」

本田「手術日入れて四日かかりました。意識朦朧で。私、麻酔の事故だと思いますよ」
菊池「麻酔の量が多かったと思いますよ」
本田「多かったでしょ?」
菊池「そう。それは(医師の)先生のミス。医療ミスで大量に麻酔薬が投与されたために意識不明になったんです。これはもう明確」

そんなやりとりの後、本田は病院からホテルに移されなければならなかった理由を追及している。

本田「でね、菊池さん、お話はわかりましたけど、ホテルで治療するってどういうことですか」
菊池「わかりません、僕にも。そうしてくれって言われたんで」
本田「ドクターに聞かないんですか。聞いてくれないんですか」
菊池「教えてくれない、何も」
本田「すごくいいかげんですね」

菊池「外国ではこういうこともありますね。今ここで長電話するより、(リハビリで)歩いた方がいいんで、今から歩いてもらえますか」
本田「菊池さん、私ね、悪いけど納得できないんですよ」
菊池「納得できないならどうしますか？　日本に帰りますか？　いいから歩いてください。ここでワーワー騒いだって体は良くならないんですよ」

実は病院では、本田より先に腎臓移植手術を受けて重篤になったイスラエル人女性が、その後、死亡していた。女性の家族が「警察を呼ぶ」と騒ぎ立てたため、慌てたトルコ人側が本田を病院からホテルに移したというのが真相だった。

「あと一時間遅れていたら、死んでいたかも」
歩くことはおろか、激しい痛みでベッドから体を起こすのも難しい本田に対し、菊池は電話口で、リハビリを行うよう繰り返し求めた。あたかも医師であるかのように、こう述べている。
「今、おしっこの写真を見せてもらいました。この色の状態と流れを見ると、はっきり言って心配ない状態ですよ。問題は、おしっこの量が少ないことなんですよ。（中略）本田さんの移植した腎臓は、まだ二～三割しか動いていない。これをどんどん良くするには、歩いてほしいんです。するとおしっこの量は三日後には必ず増えるから。僕は九九％約束する」

本田の体調を心配した日本の親族が、通訳のカタリナからトルコ人の連絡先を聞き出し、現地で多くの人に利用されている通信アプリ「テレグラム」を通じて英語でやりとりをしている。手術から八日後の一二月二六日のことだ。

トルコ人は本田の親族に対し、「現時点では感染症にかかっていない」と説明したが、「キルギスでは拒絶反応の治療ができない」と明かした。

ホテルで療養している理由については、「イスラエル人の患者に問題が起きたため、安全上の理由からホテルへ連れて行った」とした。

しかし、本田の体調は回復しないどころか、悪化していった。そのままでは命の危険があったため、いったんウズベキスタンに移動し、病院で治療を受けた。

日本に向けて出発したのは、二〇二二年の年明けのことだ。一月五日、やっとのことで成田空港に到着すると、空港から千葉県内の病院に救急搬送された。診察した医師は目を見張った。移植した腎臓は膿《うみ》だらけで機能しておらず、もはや摘出するしかなかった。

緊急手術の麻酔から目を覚ました本田に、医師は「危篤でしたよ、本田さん。帰国があと一時間遅れていたら、死んでいたかもしれない」と説明し、こうも語った。「もう、めちゃくちゃですよ。縫い方も雑で、二一世紀の医療の傷痕とは思えない」

本田はその後も体調が芳しくない状態が続き、入退院を繰り返している。NPOに高額の費用を支払い、健康を取り戻すために海外に渡航したのに、結果はさんざんなものだった。

「かえって、地獄のような状況になってしまった」。そう悔やんでいる。

第二章　取材着手

警視庁クラブの朝

二〇二二年一月、東京・桜田門の警視庁本部庁舎。エレベーターで一一階に上がり、ホールから窓際に出て右側に進むと、左手に「七社会」の看板が掲げられている。

常に開け放たれている扉から入ると、弱めの暖房がかかった部屋の正面に六つのブースが並ぶ。左から、朝日新聞、読売新聞、東京新聞、毎日新聞、日経新聞、共同通信。かつては日刊紙「時事新報」も加盟し、七つのメディアでつくる記者クラブであったことが、「七社会」の由来だ。

午前九時過ぎ、クリーム色ののれんが掛かった読売新聞のブースに、ダウンジャケットやコートを小脇に抱えた記者たちが次々と姿を見せる。

「うー、寒かった！」

「お疲れさま。どうだった?」

「それがさぁ、会えなかったんだよ。どこかの帳場(警察署)に泊まり込んでいるのかなあ……」

早朝、出勤する幹部や捜査員に声をかけて取材する「朝駆け」の成果を共有する。真冬の寒さの中、寝不足の眼をこすって取材に出かけても、空振りは珍しくない。

読売新聞の場合、警視庁担当記者は、殺人や強盗、窃盗事件などの取材を担当する「一課担」が三人と、詐欺などの知能犯や暴力団事件を担当する「二課担」が三人、生活経済事犯やサイバー事件を取材する「生安担」が一人、警備・公安事件を担当する「公安担」が一人の計八人だ。さらに、取りまとめ役の「キャップ」と、その補佐役「サブキャップ」がいる。

一〇人の大所帯を束ねるキャップの吉田敏行(45)は、フリーの記者を経て二〇〇三年に読売新聞に入社した。横浜支局を経て社会部に引き上げられ、警視庁クラブで公安担と一課担を務めた後、宮内庁などを担当してきた。遊軍時代の一一年には、「東電OL殺害事件」再審請求審のDNA鑑定結果を巡る報道に加わり、同年度の新聞協会賞を受賞した取材班のメンバーにもなっている。

その吉田に、かつて世話になった警視庁クラブのＯＢから電話がかかってきたのは、昼過ぎのことだった。

「面白そうな話がある。事件になるかはわからないけど、警視庁クラブで取材してみたらどうだ。メールで資料を送るよ」

一連の取材の端緒となる情報だった。

翌日、吉田のもとにメールで届いた資料の概略はこうだ。

《腎臓移植を希望する四人の日本人がＮＰＯ法人の仲介でキルギスに渡った。うち一人が手術後に一時重篤となり、別の一人も現地のホテルで待機中に死亡、残る二人の手術は中止された。ほかに、同じ病院で同時期に腎臓移植を受けたイスラエル人患者も死亡している――》

吉田は「事実であれば、大変な話だ」と直感した。現場が海外であるため、取材は簡単ではないようにも思われたが、資料には、キルギスに渡航した患者四人のうち一人の連絡先も記されていた。

吉田はまず、前任の警視庁キャップで、社会部の事件担当デスクになっていた佐藤直信（45）に電話を入れた。佐藤もかつて警視庁クラブで「二課担」をしていた事件記者だ。吉田と同い年だが、入社年次は四年先輩にあたる。

「とにかく当事者に連絡を取って、話を聞いてみるしかないだろうね」。吉田の話を聞いた佐藤はそう言い、「それで、誰に取材させるつもり?」と聞いた。

吉田はすでに決めていた。三人いる「一課担」のうち、最も若手の藤原聖大(29)だ。

いわゆる「調査報道」はどちらかといえば「二課担」の得意分野と言われる。贈収賄や暴力団事件を扱う二課担は、日頃からアングラ情報と接し、登記簿などの公開情報や訴訟資料を読み込んで複雑な事実を解き明かしていく取材を行う。時には、警察が立件しない民事上のトラブルを記事にすることもある。

これに対し、殺人や強盗といった「発生」を専門とする一課担は、言ってみれば「切った張った」の世界。「デカ」と呼ばれるこわもての刑事たちに密着して捜査の行方を追いかけ、「容疑者浮上」「逮捕へ」といった特ダネを狙っている。

それでも、吉田が一課担の藤原を指名したのは、藤原の個性と取材力を見込んでのことだった。

藤原は二〇一五年に読売新聞に入社し、甲府支局を経て二〇年に社会部に配属された。記者として七年目で、警視庁クラブ員になる前は吉田の下で中国の国家プロジェクト

「千人計画」を巡る取材を担当した。

千人計画は世界中から優秀な研究者を集める中国の国家施策で、民間の最先端技術を軍の強化につなげようとする中国に日本の重要技術が流出するのではないかとの懸念が指摘されていた。このため、千人計画に参加した日本人研究者の多くは批判を恐れて取材を拒んだが、藤原は丁寧な取材で複数の研究者から詳しい話を聞き出すことに成功していた。

人の懐にうまく入り込み、長大な取材メモをまとめていたことが吉田の印象に残っていた。藤原なら一課担の業務と両立できるはずだ——吉田は藤原に電話を入れると、概要を説明し、取材に取りかかるよう指示した。


「徹底的に調べてほしい」

二月上旬の午後、神奈川県藤沢市のアパートの一室で、藤原は机を挟んで小沢克年(53)と向き合っていた。小沢はキルギスに渡った患者の一人で、吉田が提供を受けた資料に連絡先が記載されていた人物だ。

取材の冒頭、小沢は身を乗り出すようにして、こう切り出した。

「絶対に許せないんです。現地で亡くなった方もいた。NPOがどんな団体なのか、徹底的に調べてほしい」

小沢は高校時代から社会人までラグビー選手として活躍した。その後も、大学のラグビー部でコーチを務め、強豪として知られる日大藤沢高校ラグビー部の監督も務めた生粋のラガーマンだ。

三年余り前の一八年一一月に急性腎不全と診断され、週三日病院に通院して人工透析治療を受ける生活が始まった。他の患者たちと同様、健康を取り戻すためには、腎臓移植を受けるしかなかった。

小沢は当時、大学生の息子や高校生の娘を抱え、まさに働き盛り。国内で移植の順番を長期間待つしかないのかと途方に暮れていた時、友人から「海外での移植を仲介する団体がある」と教えられたのが、NPO法人「難病患者支援の会」だった。

小沢がNPOのホームページを見ると、「内閣府認証NPO法人」とあり、「活動を始めてから十数年、今日まで百数十名のサポートをしてきた実績と経験があります」などと記載されていた。

「国が認証しているNPOがあるのか。助かるかもしれない」

目の前に明るい光が差したように感じた。

小沢は二一年一月、JR新横浜駅（横浜市）から徒歩一分のオフィスビル九階にあるNPOの事務所を訪ねた。応対したNPOの菊池は「小沢さん、うちは合法だから」と言うと、それまでに自らが手がけた海外仲介の話をよどみなく説明した。

小沢は、すらすらと話を続ける菊池の様子を見て、「この人物を信用して本当に大丈夫だろうか」と一瞬、不安を覚えたという。しかし、海外で移植を受けるほかに選択肢はないように思えた。

移植費用は二〇〇〇万円前後と高額だったが、命には代えられない。自己資金では足りなかったため、ラグビー仲間の支援を得て「小沢克年を救う会」を発足させ、募金活動を行った。その年の三月までに、目標額の一五〇〇万円を集めた。

なぜ内容証明郵便が？

小沢は念のためNPO以外の仲介団体の話も聞いておこうと、インターネットで見つけた団体に連絡を取った。東京・新宿の雑居ビル内にある事務所を訪れると、団体代表の男性が小沢に名刺を渡し、「渡航先はメキシコになります。生体移植だから、腎臓の持ちがいい」と説明した。

小沢は男性の様子を「あやしい」と感じ、「この団体に仲介を依頼することはないだろう」と考えた。

ところが、小沢のこの行動が思わぬ結果を招く。菊池のNPOから突然、「『別の者がメキシコの病院へ案内する』旨の話を聞きました。（中略）私どもと小沢様の信頼関係は喪失したとの判断に至りました」とする内容証明郵便が届いたのだ。

海外での臓器移植の仲介という「狭い業界」の中で、患者の小沢が新宿の事務所を訪ねたことが何らかの形で菊池に伝わったのだろう。

「二股をかけたと思われたのか……」。突然の通知に小沢は戸惑うしかなかったが、メキシコに行く気持ちにはとてもなれなかった。それから数か月間、小沢は悶々とした日々を送った。

事態が急転したのは、その年の一〇月二三日のことだ。小沢のフェイスブックに突然、「もしまだ移植されておられないようでしたら、私の方で安心かつ安全な腎移植が受けられるように手配できます」と、一通のメッセージが届いたのだ。

送り主は、東京都心でクリニックを経営する井上雄二医師で、小沢がラグビー部のコーチをしていた大学の関係者から紹介されたとのことだった。
大学のつながりを示されたことで、小沢は井上医師を信用した。すぐに返信し、一一月五日にはクリニックを訪れ、井上医師の説明を聞いた。
そこから話はトントン拍子に進んで行く。小沢のＬＩＮＥには、井上医師とのやりとりが記録されている。

《一一月五日》
小沢「本日はありがとうございました」
井上「最も早いスケジュールは一一月二四日の日本出発でした。（ウズベキスタンの）タシケント国立病院が有力です。いま執刀外科医と協議中です」
小沢「現地での待機日数、帰国後の入院先、具体的な料金は」
井上「待機は一～一・五か月。帰国後の病院はいくつか連絡を取ります。スケジュールだけ先に調整を」

翌日、井上医師は「小沢克年様の腎移植に関する協議結果」を小沢に送信している。

そこには、渡航先がウズベキスタンで、インド人の外科医とトルコ人の外科医を中心とした移植チームが手術を担当するなどと記されていた。

その後、井上医師は首都タシケントにある病院宛ての紹介状も作成した。

一一月一二日、小沢は移植費用二一七〇万円を支払ったが、井上から指定された振込先の口座はなぜか、一度は関係が切れたはずの菊池のＮＰＯの口座だった。不審に思ったが、井上から「信頼できる団体」と言われ、そのまま入金した。

日本を発ったのは一二月一日。成田空港から韓国・仁川空港経由でウズベキスタンの空港に降り立つと、ＮＰＯスタッフの出迎えを受けた。

スタッフから「手術を行う国がキルギスに変更になった」と説明を受け、再び空路で移動。キルギスの首都ビシケクで、前述した本田麻美ら他の日本人患者三人と合流した。


「どこの国に行こうが、袖の下なんですよ」

小沢はビシケク市内のホテルに滞在し、病院に通って人工透析治療を受けながら、移植手術を受ける順番を待った。手術日は一二月二四日に決まり、同月一八日、手術が決まったうれしさを井上医師にＬＩＮＥで伝えている。

小沢「こんばんは。二四日のイブに手術が決まりました。びびってますが、頑張ります！」
井上「ドナー決まりましたか！　おめでとうございます。それは素敵なプレゼントになりそうですね。手術頑張ってください！」

しかし、この一八日に腎臓移植手術を受けた本田が重篤な状態に陥った上、同じ病院で手術を受けたイスラエル人女性が死亡し、小沢の手術は中止された。

さらに、現地入りしていた日本人患者のうち、六〇歳代の男性が持病の心臓病を悪化させ、一二月下旬に現地で死亡した。男性は元々、手術に耐えられない可能性があったが、ペースメーカーを入れれば移植手術が可能になると言われ、ペースメーカーを埋め込む手術を受けていたという。

小沢の話にペンを走らせながら、藤原はＮＰＯの活動が限りなくグレーなものであると感じていた。取材の最後に、小沢からＮＰＯの菊池と電話でやりとりした際の録音データの提供を受けた。小沢と別れた後、すぐにイヤホンをつけて音声を聞いた。

そこには、耳を疑うような会話があった。

キルギスでの手術が見送られた直後の二一年一二月三〇日。現地のホテルで途方に暮れていた小沢が「別の国で手術を受けられないか」と尋ねたのに対し、菊池は早口でこう捲《まく》し立てていた。

「この世界ってね、どこの国に行こうが、袖の下なんですよ。チップでどれくらい順番を入れ替えるかということも当たり前でやっているので。その辺も僕らは素人ではないから、向こうの顔色とか色んなものを見ながら」

「移植ってある意味ビジネスなので、その辺は私たちに任せてもらいたい」

さらに、年が明けた二〇二二年の元日には、菊池が次のように新たな渡航先を提案していた。

「ベラルーシ、タジキスタン、カザフスタンの三つがある。ベラルーシは（ドナーが）死体。カザフスタンとタジキスタンは生体。生体だけど、書類は死体。そうしないとマスコミやら色々な所から攻撃されるから」

「小沢さんには、口が裂けても生きている人から（臓器を）もらったとは言ってほしくない。そこはね、約束なんですよ。生きている人からもらったと言うと、色んな攻撃を受けるから。裏で金が動いているんじゃないかとか、貧乏な人から買ったんじゃないかとか言われますから」

この世界は袖の下？

生体だけど書類は死体？

藤原が受けた衝撃は大きかった。途上国での生体移植で、ドナーに金が渡らないはずがない。違法な臓器売買が、闇で行われているのではないかという疑念が一気に深まった。

録音音声を聞き終えた藤原はすぐさま小沢に連絡し、「NPOの関係者や、一緒に渡航した患者から話を聞きたい」と依頼した。

何としてでも記事にしたい——藤原のやる気に火がついた瞬間だった。

NPOスタッフの証言

小沢は藤原に対し、NPOの現職スタッフである臼田俊介（49）を紹介した。臼田に会えば、取材していることがNPO側に伝わる懸念もあったが、藤原は「小沢からの紹介であれば大丈夫だろう」と判断した。

取材には小沢も同席した。冒頭、臼田は藤原にこう問いかけた。

「私は、NPOの渡航移植をとても危惧しています。手術も受けられず、返金すらされない小沢さんの助けになりたいとも思っています。藤原さんの取材の目的は何ですか?」

小沢への取材で、国内のドナーの少なさが問題の背景にあることを直感していた藤原は、臼田にこう返した。

「NPOの問題点は徹底的に取材して追及したいと思いますが、なぜNPOのような団体が存在するのか、その問題の土台にある国内の移植件数の少なさも記事で訴えていきたい。それが最終的な目的になると思います」

臼田は藤原の言葉に軽くうなずくと、「現職のNPO職員として難しい立場だけど、協力しますよ」と言い、説明を始めた。

臼田は知人だった菊池に誘われ、二一年四月からNPOの職員として働いていた。主な役割は、渡航先での患者の支援だ。語学が堪能というわけではなかったが、現地での食事の案内や、買い出し、病院での透析のサポートをしていた。

臼田がそれまでに関わった日本人患者は、東欧のブルガリアに案内した男性二人と、キルギスに案内した小沢ら四人の計六人だった。手術を受けて実際に元気になった患者もおり、「人の役に立つことができた」と思うこともあったが、徐々にNPOの活動に疑問を抱くようになったという。

ウズベキスタンでは、ウクライナ人ドナーのエレナを日本人患者の親族に見せかけるため、偽造パスポートが用意されていた。臼田が目にした偽造パスポートには、患者の本田麻美の旧姓と、エレナの名前を組み合わせた氏名が記載されていた。エレナが本田の「姪」にあたるとの設定だった。

偽造パスポートは精巧な造りだったが、色合いが本物よりも若干明るかった。臼田によれば、ウズベキスタンの病院で偽造を見破られる恐れが生じたことが、急遽《きゅうきょ》隣国のキルギスに移る理由となっていた。

そのキルギスでは、手術で重篤な状態に陥った本田が病院からホテルに移され、不十分な環境での療養を余儀なくされた。さらに、手術を受けられずに帰国した小沢は、NPOに支払った費用の返還を受けられずに困り果てていた。

こうした状況を間近に見ていた臼田は、藤原にこう打ち明けた。

「命をつなぐために必死の思いで渡航した患者がないがしろにされている。正直、菊池にはもうついていけないと思っています。菊池から『辞めろ』と言われるのを待っているような感じです」

そして、臼田はさらに次のような重要な証言をした。

「実は、菊池と組んでいるコーディネーターのトルコ人は、過去に臓器売買に関与した疑いで逮捕されています」

臼田から聞いたトルコ人の名前を藤原がインターネットで検索すると、確かに、二〇一七年にウクライナ当局に逮捕されたことを報じるトルコメディアの記事が見つかった。容疑はまさしく、臓器売買に関与した疑いだった。

NPOが仲介した日本人の移植でも、臓器売買が行われているのではないか――トルコ人の逮捕歴は、そんな疑念を抱かせるのに十分な情報だった。


一万五〇〇〇ドルが「ドナー費用」？


藤原はその後、キルギスで生体腎移植を受けて一時重篤となった本田麻美からも話を聞いた。さらに、複数のNPO関係者に接触を図った。

こうした取材を通じ、藤原はNPOからコーディネーターのトルコ人に支払われた金額や、その支払い方法についても情報を得た。

藤原の取材結果によると、日本人患者の腎臓移植で、ＮＰＯがトルコ人に支払う金額は八万ドルだった。このうち一万五〇〇〇ドルが「ドナー費用」として事前にトルコ人に現金で提供され、この金が、臓器提供の対価として移植手術後にドナーに支払われていた可能性があった。

藤原が見立てた移植の流れは次の通りだ。

一、ＮＰＯがホームページや医師を通じて患者を募集
二、患者がＮＰＯに移植費用（二〇〇〇万円前後）を支払う
三、ＮＰＯがトルコ人に一万五〇〇〇ドルを支払う
四、トルコ人が病院やドナーを用意
五、ＮＰＯが患者を病院へ案内し、生体移植を受けさせる。トルコ人はドナーに一万五〇〇〇ドルを支払う。ＮＰＯはいずれかの時点で残りの六万五〇〇〇ドルをトルコ人に支払う

患者の小沢克年がNPOに支払ったのは、二一七〇万円だった。その中から八万ドル（約九二〇万円＝二一年一二月時点）がトルコ人に支払われたとしても、NPOの手元には約一二五〇万円が残る計算だ。NPOはその中から、患者の旅費や現地滞在費などを捻出しているとみられた。

藤原は「NPOは移植を受けたいという患者の願いに付け込み、多額の金銭を受け取って利益を上げているのではないか」という自身の見立てを含め、取材結果をキャップの吉田に報告した。

「法に抵触の可能性」

藤原の取材が着々と進む中、社会部遊軍の小池和樹（35）が取材に加わり、デスクの佐藤、キャップの吉田と合わせて四人という少人数ながら取材班が結成された。藤原が取材を始めて二か月近くたった二二年三月のことだ。

小池も前年の一一月まで警視庁クラブで公安担を務め、藤原とともに中国の「千人計画」を巡る報道を担当した。二二年九月には韓国・ソウルに留学する予定となっており、それまでの期間、主に臓器移植を巡る法律や制度面の取材を担うことになった。

本件と最も深く関わりがある法律は、一九九七年に制定された臓器移植法だ。同法の第一一条は、臓器売買やその要求・約束と、臓器のあっせんにより利益を得ることを禁止している。違反すれば五年以下の懲役または五〇〇万円以下の罰金などを科される。

この第一一条は、海外での犯罪行為を処罰する「国外犯規定」の対象になっている。このため、現場がキルギスであっても、臓器売買が行われているとすれば、違法となることは明白だった。

さらに、同法第一二条では、臓器あっせんを事業として行う場合に厚生労働相の許可を得るよう義務づけており、違反すれば一年以下の懲役または一〇〇万円以下の罰金などを科される。ただし、対象は脳死を含む死者からの臓器のあっせんだけで、生体移植は対象外となる。

キルギスでの移植は生体移植だったため、第一二条は適用されない。ただ、NPOはホームページなどで「死体からの移植」を案内していると掲げており、ケースによっては該当する可能性もあると考えられた。

取材班の藤原や小池は、臓器移植法を所管する厚生労働省や、同法に詳しい大学教授ら複数の専門家に話を聞いた。NPOの名前を伏せた上で、活動内容について説明すると、いずれも「法第一一条や第一二条に抵触する可能性が高い」との見解だった。

二〇〇八年のイスタンブール宣言

取材班はNPOの活動が法的にも「グレー」であるとの見方を強めていたが、一方で、NPOを頼って海外で臓器移植手術を受け、実際に健康を取り戻した患者がいることも事実だった。

患者も一定のリスクを承知の上で途上国など海外に渡っていると考えられる。手術を受けて重篤になったケースがあったとしても、「NPOの活動はどこまで責められるべきものなのか」との疑問が残った。

そうした観点で取材を進める中で、取材班が重視したのは、国際移植学会が二〇〇八年五月に採択した「イスタンブール宣言」だった。

同宣言は、一九九〇〜二〇〇〇年代に貧しい国の人々の臓器を狙った人身売買が数多く報告されたことを背景に、非人道的な臓器売買の防止を目指すものだ。トルコの最大都市イスタンブールで開かれた会議には日本を含む約八〇の国・地域から学会の代表らが参加し、内容を討議した。宣言は、臓器移植医療が世界中で数十万人の患者の命を救ってきたことを強調し、そうした功績が、人身売買や臓器取引といった問題によって汚されてきたとして、対策の必要性をうたう内容となった。

移植のための海外渡航に臓器取引や商業主義の要素が含まれていたり、渡航先の国民の移植機会を奪ったりするケースを「移植ツーリズム」と定義した上で、次の六つの原則を掲げた。

（1）各国政府は、国際組織や非政府組織と協力し、臓器不全に対するスクリーニング、予防、治療の包括的な事業を立案し、実施すべきである。

（2）国際的な基準に沿った形で、各国において、死体や生体からの臓器摘出と移植医療について法制化が行われ、それが実施されるべきである。

（3）移植用の臓器は、適切なレシピエントに対して、性別、民族的背景、宗教、社会的地位、経済的地位にかかわらず、国内で公平に配分されるべきである。

（4）臓器移植の方針とプログラムの主要な目的は、ドナーとレシピエントの双方の健康を促進するために最適な、短期的・長期的医療におかれるべきである。

（5）国や地域は、自国あるいは近隣の協力の基に、臓器を必要とする者のために必要な数の臓器を確保し、臓器提供の自給自足を達成するための努力をすべきである。
（6）臓器取引と移植ツーリズムは、公平、正義、人間の尊厳の尊重といった原則を踏みにじるため、禁止されるべきである。移植商業主義は、貧困層や弱者層のドナーを標的にしており、容赦なく不公平や不正義を導くため、禁止されるべきである。

《翻訳　日本移植学会アドホック翻訳委員会・一部抜粋》

特に重要なのが（5）と（6）だ。

宣言では、（5）で各国政府に対して移植用の臓器を自国で賄うよう求めるとともに、（6）では「公平、正義、人間の尊厳の尊重といった原則を踏みにじる」として、臓器取引と移植ツーリズムの禁止を掲げた。宣言に法的な拘束力はないものの、その理念は各国で共有され、世界のスタンダードになっている。

医療関係者によれば、一七年にバチカンで開かれた臓器売買撲滅を目指すサミットで、日本人二人が前年にベトナムで腎臓を買ったと報告された。日本人が臓器移植を受けるために途上国などの海外に渡航するケースが存在することは、国際的にも知られていた。

取材班は、このイスタンブール宣言の内容や背景について専門家らに取材を重ねる中で、次のような思いを強めていく。

「イスタンブール宣言に違反する途上国などでの臓器移植は、いわば『日本の恥』と言えるものだ。ましてや、医療体制が脆弱な国での移植手術で、死者や重篤者も出ている。このまま放置してはいけない」

本章の最後に、臓器移植法の条文を紹介する。

（臓器売買等の禁止）

第一一条 何人も、移植術に使用されるための臓器を提供すること若しくは提供したことの対価として財産上の利益の供与を受け、又はその要求若しくは約束をしてはならない。

二 何人も、移植術に使用されるための臓器の提供を受けること若しくは受けたことの対価として財産上の利益を供与し、又はその申込み若しくは約束をしてはならない。

三　何人も、移植術に使用されるための臓器を提供すること若しくはその提供を受けることのあっせんをすること若しくはあっせんをしたことの対価として財産上の利益の供与を受け、又はその要求若しくは約束をしてはならない。

四　何人も、移植術に使用されるための臓器を提供すること若しくはその提供を受けることのあっせんを受けること若しくはあっせんを受けたことの対価として財産上の利益を供与し、又はその申込み若しくは約束をしてはならない。

五　何人も、臓器が前各項の規定のいずれかに違反する行為に係るものであることを知って、当該臓器を摘出し、又は移植術に使用してはならない。

六　第一項から第四項までの対価には、交通、通信、移植術に使用されるための臓器の摘出、保存若しくは移送又は移植術等に要する費用であって、移植術に使用されるための臓器を提供すること若しくはその提供を受けること又はそれらのあっせんをすることに関して通常必要であると認められるものは、含まれない。

（業として行う臓器のあっせんの許可）

第一二条　業として移植術に使用されるための臓器（死体から摘出されるもの又は摘出されたものに限る。）を提供すること又はその提供を受けることのあっせん（以下「業として行う臓器のあっせん」という。）をしようとする者は、厚生労働省令で定めるところにより、臓器の別ごとに、厚生労働大臣の許可を受けなければならない。

二　厚生労働大臣は、前項の許可の申請をした者が次の各号のいずれかに該当する場合には、同項の許可をしてはならない。

一　営利を目的とするおそれがあると認められる者

二　業として行う臓器のあっせんに当たって当該臓器を使用した移植術を受ける者の選択を公平かつ適正に行わないおそれがあると認められる者

第三章　疑惑のNPO法人と録音データ

ホームページに「私たちの活動」

海外移植を仲介するNPO法人「難病患者支援の会」は、どのような団体なのか。

法人の定款では、東京都目黒区に「主たる事務所」、神奈川県横浜市に「従たる事務所」を置き、「癌及び難病患者への支援に関する事業」などを行うと定めている。

監督官庁の東京都に毎年提出している事業報告書には、事業内容として「海外医療事情調査」などと記載され、渡航先の国名も記されているが、患者を海外に案内して臓器移植を受けさせているとの記述は見当たらない。

NPOが二〇二三年二月まで公開していたホームページには、「私たちの活動」として、主に次のものが挙げられていた。

・渡航前の診断書の作成サポート
・海外の主治医との連絡、質疑応答のサポート
・検査の同行
・透析をされている患者さんは透析時間中の付き添い看護
・待機中のアパートの契約またはホテルの手配
・必需品の買いそろえ及び外出時の同行
・日本の医療機関への連絡業務及び資料作成のサポート
・緊急搬送の手配及び交渉
・死亡時の大使館もしくは領事館の手続きと死亡証明書の受領
・滞在中の諸手続きや申請の代行並び事務処理
・帰国後の病院の手配

取材班が取材を始めた時点で、ＮＰＯの理事長は神奈川県に住む五〇歳代の男性だった。

男性は二一年四月、ＮＰＯの案内で東欧・ブルガリアに渡り、腎臓移植を受けている。

手術は成功し、術後も順調だった。その後、ＮＰＯを取り仕切る菊池仁達から頼まれ、二一年九月に理事長に就いた。

実質の代表者

実質代表で、後に理事長となる菊池仁達は一九六〇年生まれ。取材班が取材を開始した時点で六一歳だった。

民間の信用調査会社などによると、菊池は神奈川県出身で、寝具メーカーで働いた後、個人で寝具販売を始めた。八五年に横浜市を本店に会社を設立した後、事業の主力を寝具の販売から製造に切り替え、九八年には主な生産拠点を中国・上海に移転した。

ＮＰＯのホームページによると、中国で生産した寝具は大手商社を通じて日本の寝具メーカーや流通大手、家具大手などに納品されていたという。

ホームページでは、菊池が臓器移植の世界と接点を持った経緯も明かされている。記載によれば、上海に駐在していた二〇〇三年頃、実兄から「同級生が透析で苦しんでいる。上海で腎臓移植はできないか」と尋ねられ、最寄りの中山医院（復旦大学付属病院）に問い合わせをしたのがきっかけだった。

日本国内ではなかなか移植手術を受けられないのに対し、上海では当時、外国人でも二〜三週間待てば腎臓移植が可能で、費用は一九〇万円ほどだったという。

「(日本では)臓器移植の順番を待つ大半の方が亡くなられる、その様な現実がある事を初めて知りました。そうであれば、『私が上海で命を救ってあげられるぞ！』その様な想いから、NPO法人を創設しました」(ホームページから)

菊池はまもなくして寝具会社を畳み、海外移植の仲介活動を本格的に始めた。〇七年には、「保健、医療または福祉の増進を図る活動」を行うとして、NPO法に基づく法人認証を得た。

菊池が患者を案内したのは主に中国だ。ホームページに載せた「転換期を迎えた中国移植事情」と題する文書では、現地の医師とのやり取りを次のように再現している。

「日頃お世話になっている外科医の先生から『事故に遭われた方の脳死ドナーでも構いませんか？』と問いかけられたことがございます。交通事故で脳を損傷した二〇代の男性で数日内に家族と臓器摘出の合意がなされるとのことでした」

「これに対して、『ドナーに関しては先生の判断にお任せします。患者様に適合しているのであれば構いません』と返答しました。すると、先生は『了解しました。こちらで判断させてもらいます』と軽快に言葉を返されました」

その書きぶりからは、現地の医師との良好な関係がうかがえる。

中国での移植と「コロナの壁」

活動が全て順調だったわけではない。

二〇一一年には、東京国税局の税務調査で、約二〇〇〇万円の所得隠しを指摘されたことが報じられた。〇九年までの二年間に、肝臓や腎臓などの移植を希望する十数人の患者に中国や米国などの医療機関を紹介し、計数千万円を受け取ったとされた。手術代や現地でのホテル代などの経費を除いた約二〇〇〇万円が個人所得にあたり、適切な申告をしていなかったと判断されたという。

中国での臓器移植自体についても、問題が指摘されていた。

国連人権理事会の報告などによると、中国当局がウイグル族などの少数民族の死刑囚らに強制的に血液検査などを受けさせてデータベースに登録し、移植用として心臓や腎臓、肝臓などを取り出しているとの情報があった。

その中には、中国政府が非合法化している気功団体「法輪功」の関係者や、イスラム教徒らも含まれるとされた。

ＮＰＯのホームページに掲載されていたコラムの記述によれば、一二年七月の時点で、死刑囚のドナーは減少していた。

「以前なら医療関係者に謝礼金を払えば、優先的に死刑囚の臓器をもらえましたが、(〇八年の北京)オリンピックを境に死刑の執行が減り、現在は入手がたいへん困難となっています」

さらに、中国では経済発展で富裕層が拡大し、移植を受けて健康を取り戻そうと望む人が増えたことで、移植医療の環境が変化してきたという。

「(北京市内の)各病院にはドナーを待つ患者が数十人以上待機しているので外国人が上位に割り込むのは以前ほど容易ではなくなりました」

患者の主な渡航先は中国だったが、米国やインドにも一部の患者を案内していたとみられる。

一六年二月の「私たちの活動」と題する文章では、「現在、受け入れ可能な国は中国・インド・米国の三か国となっています」とし、「中国とインドは外国人の受け入れ制限が五年前より厳しくなっています」と明かしている。

こうした活動に大きな転機が訪れたのは、新型コロナウイルスの感染が拡大した二〇二〇年だ。中国への新規の渡航が困難になり、現地でドナーを待っていた患者も急遽、帰国することになったという。

ホームページには二〇年九月、こうつづられた。

「現在、十数名から渡航移植の相談を受けており、うち三名は早期の移植手術が必要な病状を抱えています」

「私たちは複数国にリサーチしました。しかし、どうしても最後は『コロナの壁』に突き当たり交渉が立ち往生してしまいます」

そうした状況下で、菊池は、臓器売買で逮捕歴のある「コーディネーター」のトルコ人と接点を持つようになったのだった。

二一年初め頃、菊池はNPOとは別の仲介団体が日本人患者を送り込んでいたブルガリアの病院関係者に接触し、この病院の関係者から、トルコ人の紹介を受けたとされる。

NPO関係者によると、NPOはトルコ人に「我々は日本の内閣府認証団体で、唯一活動しているまっとうな団体だ」「年間二〇人は保証する」と伝えた。

協議の結果、NPOがトルコ人に八万ドルを支払い、トルコ人が病院やドナーの手配をすることで合意した。金のやりとりは、トルコ人が口座振り込みを希望したが、ＮＰＯ側の要望により、現金でやりとりすることになったという。

ＮＰＯが通訳のカタリナ・カリモワを雇ったのも、この頃だった。

ＮＰＯスタッフの臼田によると、カタリナは三〇歳代のウズベキスタン人女性で、学生時代に神戸大学に留学した経験を持つ。

トルコ人とともにウズベキスタンでの移植を模索していたＮＰＯが、ウズベク語と日本語が話せるカタリナをＳＮＳで見つけ、通訳として雇い入れたのだという。英語やロシア語も使いこなせるカタリナは、トルコ人とは英語でやりとりしていた。

打ち合わせの音声データ

「これからどうやって取材を進めていこうか」

二二年春、取材班は本社八階の会議室で顔をつきあわせ、議論を交わしていた。取材の成果を記事にするためのハードルは、まだ高いと考えられた。

ＮＰＯが仲介した海外での移植で、単に重篤者が出たというだけではインパクトに欠ける。やはり、ドナーに金銭が渡ったこと、すなわち臓器売買があったことを報じなければ意味はなかった。

しかし、行政や警察といった「当局」の情報に拠らない調査報道は訴訟リスクも高く、関係者の証言だけではなかなか記事化は難しい。何か確たる証拠となるものが必要だった。

突破口を見つけたのは、やはり藤原だった。NPO内部の打ち合わせを録音した音声データや、菊池がトルコ人とオンラインでやり取りする場面を録音・録画したデータを次々と入手してきたのだ。

音声データを文字に起こして分析していた取材班が最初に色めき立ったのは、二二年五月上旬のNPO内部のやりとりだ。キルギスへ渡った患者四人のうち、手術前に持病で亡くなった男性の遺族への対応を巡って、菊池が時おり声を荒らげながら通訳のカタリナに指示を出していた。

菊池は、カタリナが遺族に対して手術代金を「八万ドル」と伝えたことに腹を立てていた。

菊池「だから（遺族からの問い合わせを）無視してくださいと、あなたにメールを送ったじゃないですか。あなたは別に何も答える必要がないじゃないですか。あなたが話せば話すほど私が困るじゃないですか」

カタリナ「じゃあもう無視します」

菊池「はあー、もう遅いよ。八万ドルって言ったなら、こうしましょう。手術代金は八万ドル、検査代金が五万ドル、あとチップが別に五万ドル、合計一八万ドル、これでいいですか？（中略）八万ドルと言ったら、残りの金返せとか言われるでしょ？　僕は二〇万ドル、二〇〇〇万円もらっている。ね？　あなたが八万ドルって言ったら、ものすごく困りますよ」

ドナーに渡るお金

こうしたやりとりの中で、菊池が初めて「ドナーのお金」に言及する。

菊池「まさか、ドナーのお金。ドナーの話は言いましたか？　ドナーの話」

カタリナ「なんの話もしていません。八万ドルだけです」

菊池「ドナーのお金がいくらとか言っていませんか？」

カタリナ「何も言っていません」

菊池「はー（ため息）」

続いて、藤原が五月下旬に入手した音声で、さらに疑惑は深まる。

フィリピンでの臓器移植を希望する日本人患者に関する会話の中で、菊池が再び「ドナーのお金」に言及したのだ。

カタリナ「私の手数料はいくらですか」

菊池「私は言ったでしょ？　五〇〇万円が向こう（患者）からもらえるお金ですよ。三万六〇〇〇か七〇〇〇（ドル）でしょ、計算してみてください」

カタリナ「じゃあ、残りの値段は私の手数料ですか」

菊池「だから、（仲介者の）セーニャといくらで話すかわからないけど、だいたいドナーが一万五〇〇〇ドルでしょ、あとセーニャの分でしょ、あとあなたがいくら取るか、それは相談してくださいよ、セーニャとあなたと」

カタリナ「わかりました。セーニャの話によると、ドナーに一万六〇〇〇ドル渡します」

菊池「はいはい」

カタリナ「セーニャの手数料は五〇〇〇ドルです」

菊池「はい」

このフィリピンでの移植は結局実現しなかったとみられるが、菊池がドナーの取り分を「だいたい一万五〇〇〇ドル」と認識していた可能性を示す音声だった。

その金額は、取材班がこれまでの取材で把握していた「ドナー費用」と一致していた。カタリナは「ドナーに一万六〇〇〇ドル渡します」と明言し、菊池が「はいはい」と応じていた。

さらに、疑惑を裏付ける決定的なやりとりが残されていたのが、菊池とトルコ人が六月上旬にオンラインで行った打ち合わせの記録だ。

この日の打ち合わせでは、通訳のカタリナを交え、キルギスで手術を受けられなかった小沢克年ら日本人三人分の「ドナー費用」がＮＰＯからトルコ人に支払い済みであることを次のように確認していた。

カタリナ「今、お金のことを（トルコ人に）話しました。（三人分の）ドナー費用は四万五〇〇〇ドル。（ほかに）ビシケクで一〇万ドルを一回、二万ドルを一回渡しました。合計一六万五〇〇〇ドルです。徐々に問題を解決しましょう」

菊池「そうですね。解決していきましょう。あとは透析（のお金）を何回か立て替えましたけど。小さなお金ですけど」

会話にある通り、NPOはキルギスで、日本人の移植に必要な費用としてトルコ人に追加で一〇万ドルを支払ったほか、別の機会にさらに二万ドルを支払っていたとみられる。患者三人の「ドナー費用」計四万五〇〇〇ドルと合わせて、これから金の問題を解決していくことが語られていたのだ。

謎のトルコ人「コーディネーター」

ドナーへの支払いを含め、不透明な移植の全容を知るキーマンは、「コーディネーター」のトルコ人と考えられた。その男性の名は、ハッサン・タルハンという。

ハッサンがウクライナで臓器売買に関与したとして逮捕された過去があることは、ＮＰＯの菊池も把握していた。後ろめたさからか、ＮＰＯ内部では「チムール」などの偽名で呼んでいた。

二二年五月から六月にかけて、菊池はＮＰＯ内部の打ち合わせで、こんな発言をしている。

「仲介者はチムールだからね。チムールだよ、全部チムール。ハッサンという名前は絶対に出さないでくださいね。あとで困りますよ。チムールという名前で、あなたと私とでもやりとりしているでしょ？　チムール、チムールって」

「俺は（患者に対して）ハッサンはいるけど、僕たちはチムールって人と話していますよ、チムールの先がハッサンかもしれない、とぼかしてある。チムールは、あ、チムールじゃなくてハッサンは、インターネットを調べれば臓器売買で捕まっているじゃん。刑務所に入っているだろ？　だから、そうするとまた同じことやっているじゃないのってことになるからさ」

菊池とハッサンがこの頃に検討を進めていたのは、スリランカでの移植だった。キルギスで手術を受けられなかった患者のうち、引き続き海外での移植を模索していた神奈川県内の五〇歳代男性を現地に案内する計画を進めていた。

ハッサンは五月、菊池とのオンラインの打ち合わせでこう語っている。

「スリランカは基本的に問題ないです。いつでもスタートできます。今日私たちの会話が終わったら、スリランカの高い立場の人と相談します」

「ドナーはどこから連れてきても問題ない。彼らが親族だと示す書類があればいい」

そして、自らの人脈を誇るように、次々と国の名前を挙げて語った。

「ウズベキスタンでインド人の患者さんを一人やりました」

「タジキスタンでは腎臓はそんなにやりたくはないです。目立ちたくないので。でも肝臓だったらタジキスタンでもできます。タジキスタンは肝臓移植はたくさんやってきました。経験があります。生体移植です」

「(アラブ首長国連邦の)アブダビでできます。アブダビで来週からは、アラブ人とかインド人の(手術を)やり始めます」

だが、菊池は六月時点で、病院が決まっていないことを心配する様子で、カタリナとこんな会話をしていた。

菊池「あなたがもし移植するときに、病院が決まってないですって言われたらどう思います？　心配になりませんか」

カタリナ「そうですね。聞いていたのは、どんな病院でも移植のチームは同じチームだそうです」

菊池「あー、同じチームが。だから同じチームがいる場所は本来どの病院ですかということなんだよ。腎臓移植をやっている病院だったら（キルギスで重篤になった）本田さんみたいなことは起きないんだよ。腎臓移植を一度もやったことがないような病院に行くと、本田さんみたいに腎臓を取り出すときに動脈を短く切っちゃったり、麻酔をたくさん入れちゃったり。また小さなプライベート病院でやるんだったら危なくて連れて行けないよ」

菊池は、キルギスでのハッサンのずさんな「仕事ぶり」に驚き、警戒心を強めていた可能性がある。ただ、病院の手配などの依頼をやめようとはしなかった。

取材班はそれまでの取材結果の整理を進めた。

録音記録や関係者の証言を総合すれば、日本人患者四人が渡航したキルギスでの移植で、患者一人あたり一万五〇〇〇ドルの「ドナー費用」がＮＰＯからハッサンに支払われていたのは間違いなさそうだった。

四人のうち、本田麻美が実際に生体腎移植を受け、一時重篤な状態に陥ったのも明らかだった。

だが、取材で明らかにすべき事柄はまだ残されていた。ハッサンからドナーに対する金の流れが解明されていないのだ。実際にドナーに金銭が渡っていなければ、臓器売買が行われたとは言い切れなかった。

ここまで来たら、ウズベキスタンやキルギス、トルコに出張して、ドナーと接点を持つ人物を探し出すしかないのではないか――デスクの佐藤から報告を受けた社会部長の早坂学（53）が編集局幹部と掛け合い、海外出張の了解を取りつけたのは、六月半ばのことだった。

第四章　ウズベキスタン、キルギス、トルコへ

タシケント国際空港

二〇二二年六月二〇日午後二時半。藤原聖大は、中央アジア・ウズベキスタンの首都タシケントにある国際空港に降り立った。

記者になって以来、初の海外出張となる。学生時代も米国や台湾を旅行したくらいで、中央アジアを訪れるのは初めてだった。

藤原の脇には、先輩の遊軍記者・小峰翔（35）の姿があった。藤原より六年先輩の小峰もかつて警視庁クラブに所属し、二課担をしていた。この直前まで約三年半、インドのニューデリー特派員として南アジアを飛び回り、パキスタンで貧しい女性をだまして花嫁として中国に送り込む「花嫁売買」ビジネスを追ったこともあった。海外取材経験の豊富さもあり、取材班に加わっていた。

二人が訪れたウズベキスタンは旧ソ連の構成国で、一九九一年一二月の旧ソ連崩壊に伴って独立した国家だ。古くはシルクロードの中継地として栄え、モスクや霊廟が多く建設された歴史都市サマルカンドを抱える。

国の面積は日本の約一・二倍で、人口は三五二〇万人。ウズベク系（八四・四％）、タジク系（四・九％）、カザフ系（二・四％）、ロシア系（二・一％）などの民族がいる多民族国家だ。綿繊維産業、食品加工、金、石油、天然ガス関連などが主要産業で、二〇二二年の国内総生産（ＧＤＰ）は約八〇〇億ドルと、日本（約四・二兆ドル）の約五〇分の一にとどまる。

タシケント国際空港は、お世辞にも首都の国際空港とは思えない規模で、さながら日本の地方空港といった雰囲気だった。

藤原と小峰がキャリーケースを引いて外へ出た瞬間、多くのタクシー運転手に囲まれた。キャリーケースに手を伸ばし、半ば強引に乗せようとしてくる。提示された金額は法外な値段で、事前に手配した現地の通訳によると、相場のわからない観光客を狙う常套手段らしい。

二人はまずタクシーに乗り、前年の夏から秋にかけて本田麻美ら日本人患者が滞在したビジネスホテルに向かった。市中心部の幹線道路はきれいに舗装されているものの、路地に入ると途端に未舗装や凸凹の道が増える。そうした道を二〇分ほど揺られ、「クロックス・プラザ・ホテル」に着いた。

本田は二一年六月から一一月まで約五か月間このホテルに滞在し、移植手術に向けた検査や人工透析治療を受けながら移植を待っていた。一泊四〇〜五〇ドルで、宿泊代だけで計六〇〇〇〜七五〇〇ドルかかった計算になる。

「三つ星」とされるホテルで、外観こそ装飾が施されて立派だったが、内部は日本のビジネスホテルに近い簡素な造りだった。藤原と小峰はその様子を写真に収め、ホテルを後にした。

次に二人が向かったのは、本田のドナーであるウクライナ人女性のエレナが滞在した「オリエント・イン・ホテル」だ。こちらもタシケント市中心部からタクシーで二〇分ほどの場所にある。「二つ星」で、料金は一泊二〇〜三〇ドルと割安だ。

エレナはこのホテルで通訳のカタリナから日本語を学んでいた。本田の証言によれば、「おはようございます」「ありがとうございます」といった簡単なあいさつだけでなく、前述の通り、「幸せなら手をたたこう」という日本語の歌も教わっていた。

取材班はこの海外出張の時点で、エレナの顔写真が貼られた偽造パスポートの画像も入手していた。NPO職員の臼田が明かした通り、氏名欄には本田の旧姓（漢字）とエレナの名前（カタカナ）を組み合わせた偽名が記され、たどたどしい手書きのサインもあった。

ウズベキスタンでは当時、親族間以外の生体移植は法律で規制されており、エレナに日本語を教えたり、偽造パスポートを用意したりしたのは、親族間の移植を装うためだった。ウズベキスタンの公的機関が手術前にドナーと患者に面談し、違法性がないか確認を行う予定だったという。

病院の医師が証言

二一年一二月に隣国キルギスで生体腎移植を受けた本田は、手術後に一時重篤な状態となり、治療のため再びウズベキスタンに戻っていた。この際に入院した病院を藤原と小峰が訪れると、当時、本田を診察した医師と病院スタッフが取材に応じた。

病院は一九年に完成した新しい施設で、人工透析治療などを専門にしている。本田をタシケントの空港に迎えに行ったスタッフによると、車いすに乗せられた本田は、意識が朦朧とした状態で「痛い、痛い」「死ぬ、死ぬ」と呻いていた。腹部はパンパンに腫れていた。

病院で待ち受けていたティムル・ハジェエフ医師は、到着した本田の病状に驚愕《きょうがく》した。手術後の傷痕が化膿し、血液検査の数値も極めて悪かった。危険な状態で、「一～二日で死んでしまうかと思った」と振り返った。

痛み止めの薬剤を投与し、ハジェエフ医師を中心に五人態勢で一週間ほど看病すると、少し容体が落ち着いた。治療に専念するため、日本に帰国させることになったが、予断を許さない状態で、ハジェエフ医師は「無事に日本に帰れるかどうかは、神様だけがわかる状況だった」と語った。

タシケント市内にはほかに、東京都心でクリニックを経営する井上雄二医師が患者の小沢克年のために作成した紹介状の宛先になっている病院もあった。藤原と小峰が向かうと、臓器移植も実施している市内でも数少ない大病院だった。

二人は受付に向かい、紹介状に記載された医師の名前を告げて「在籍しているか」と単刀直入に聞いた。すると、職員は「そんな医師は在籍していない」と答えた。

それもそのはずだった。NPOスタッフの臼田によると、通訳のカタリナは「私が適当に考えた架空の名前を井上医師に伝えたので、実在するわけがない」と話したという。

藤原と小峰は、タシケントでの取材の最後に、市中心部に位置するホテル「ヒルトン・タシケント・シティ」を訪れた。一九年に開業した新しいホテルで、市内最高級の「五つ星」の一つだ。

最上階の二一階にあるアジア料理レストランのテラス席からは、タシケント市街が一望できた。眼下には、東京ドーム四個分の広さを持つタシケントシティパークが広がる。公園では毎夜、音楽と光に合わせた巨大な噴水ショーが楽しめる。

関係者への事前の取材で、患者の本田がタシケントに入った二一年六月頃、NPOの菊池とハッサンがこのレストランのテラス席でステーキを食べながら会談したとの情報を得ていた。会談があった日は天気も良く、窓の外には夕暮れ時の美しい景色が広がっていたという。

会談の目的や内容は不明だが、二人はウズベキスタンでの移植の成功を願って杯を交わしたのではないか。

「まるで映画のワンシーンのようだな……」。藤原と小峰は多くの客でにぎわうレストランの内部を確認しながら、そんな思いを巡らせた。

顔立ちが日本人と似たキルギス系住民

藤原と小峰はウズベキスタンに三日間滞在し、六月二三日午後、隣国のキルギスに入った。空路で一時間半ほどの距離だ。

キルギスも旧ソ連の構成国で、面積は日本の半分ほど。人口はウズベキスタンの五分の一の六七〇万人で、キルギス系（七三・八％）、ウズベク系（一四・八％）、ロシア系（五・一％）などの民族がいる。

農業や畜産業、鉱業などが盛んで、二二年のGDPは約一一〇億ドルにとどまる。

キルギス系住民は顔立ちが日本人と似ており、「キルギス人と日本人は兄弟で、肉が好きな者はキルギス人となり、魚が好きな者は東に渡って日本人となった」という言い伝えもあるほどだ。中央アジアでも親日国として知られる。

首都ビシケクの中心部を歩くと、トヨタやホンダなど日本の乗用車や四駆車が多く行き交っていた。未舗装の道路が多く、土ぼこりを感じる。背の高い近代的なビルは数えるほどしかない。

日本の外務省によると、キルギスの医療水準は首都ビシケクでも劣悪で、多くの病院の建物や医療設備は旧ソ連時代のもので老朽化している。こうした国に、命に関わる臓器移植を希望する患者を案内すること自体が、通常では考えられないことだった。

本田麻美の生体腎移植手術が行われた病院は、市中心部から車で一〇分ほどの住宅街にあった。六階建てで、玄関付近に雑草が生い茂っている。裏手にはゴミが無造作に入れられた段ボール箱が放置されていた。「クリニック」の看板が掲げられていなければ、病院と気づくのは難しいほどだ。

「こんなところで移植手術が行われたのか……」。藤原と小峰の目には、高度な移植手術を行えるような病院にはとても見えなかった。

二一年一二月の手術当時は、トルコ人のハッサンが病院を丸ごと借り切っていたとされる。病院の名前は、当時とは変わっていた。

藤原と小峰が院内に入ると、一階に受付があり、一〇人ほどの患者が待機していた。室内は清潔感があったものの、街のクリニックという印象だった。

取材を申し込むと、受付の女性スタッフはどこかに電話をかけた後、「代表者が不在で要望に応えられない。しばらく戻らない」と言った。藤原と小峰は、院外に出て建物の外観写真を撮った後、その場を後にした。

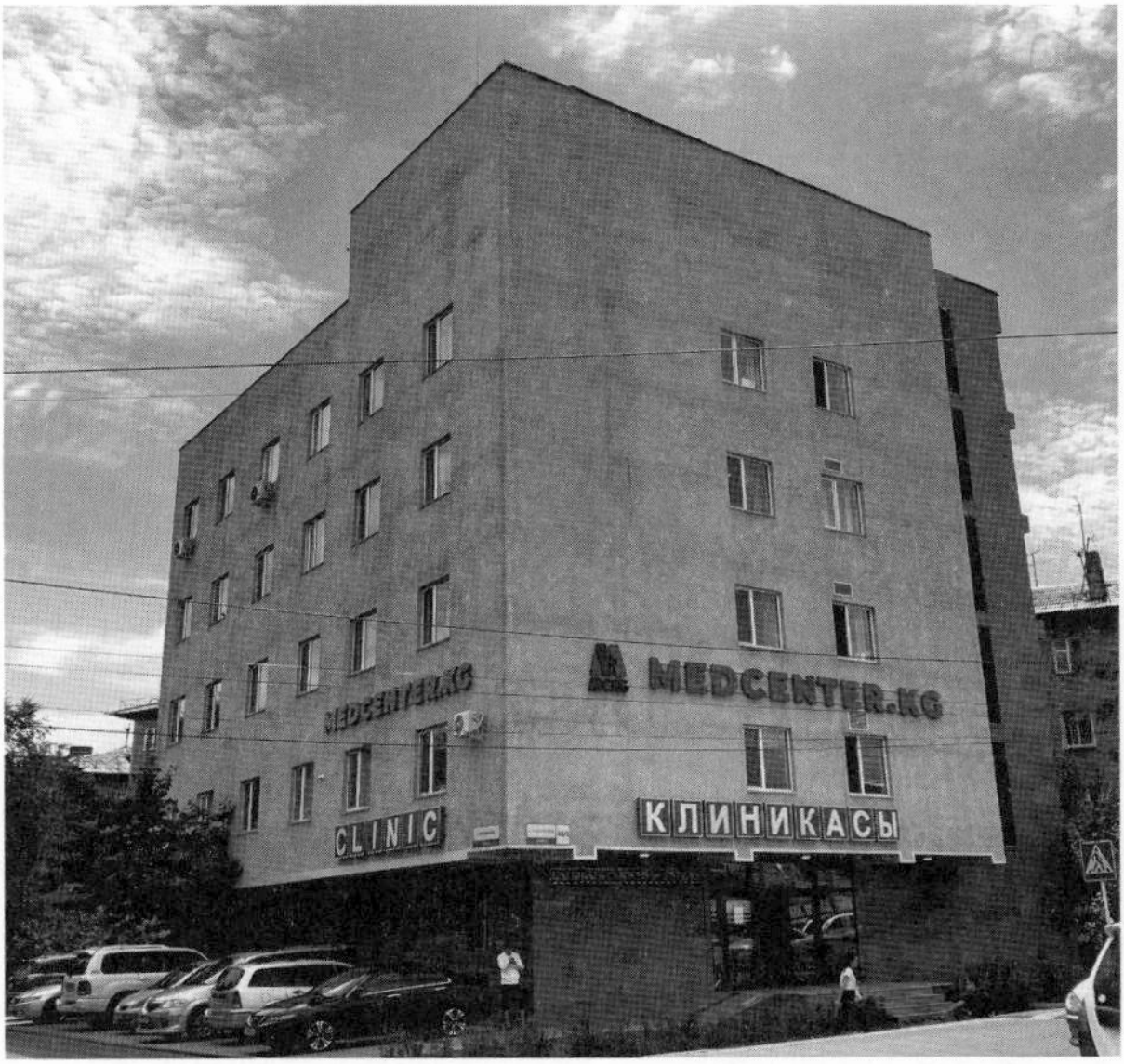

本田麻美の移植手術が行われたビシケクの病院（藤原聖大撮影）

在東京キルギス大使館の関係者によると、そもそも現地の法律で臓器移植手術を行うことができるのは国立病院だけで、生体移植についても親族間のみに許されている。この民間病院で行われた生体腎移植が現地の法令に違反することは明らかだった。

ウクライナ人ドナー、エレナ

藤原と小峰はその後、キルギスで本田に腎臓を提供したウクライナ人ドナーのエレナが実際に金銭を受け取っていたかどうかを確認するための取材に取りかかった。それが、この出張の最大の目的だった。

二人はそれまでの取材を通じてつながった関係者の協力を得て、エレナを知る人物と接触することができた。この人物を通じ、エレナが知人とオンラインで会話をしている録音・録画記録の入手に成功した。

記録によると、エレナはこの時点でウクライナ南部のミコライウ州で暮らしていた。二二年二月にロシアによるウクライナ侵略が始まっており、「家の上をミサイルが飛んでいくのが見える。朝五時にミサイルが撃墜された音で跳び起きたこともある」と過酷な状況下にあることを明かした。

自身の体調については、手術で腎臓を摘出した縫合箇所が痛むと打ち明けたが、「それ以外は、だいたい元気です」と話した。患者の本田の名前も覚えており、「彼女が元気だとうれしい」と語っていた。

そして、会話の中でついに、受け取った金銭について口を開いた。

「(一万五〇〇〇ドルのうち) 一〇〇〇ドルは仲介者に渡ったので、最終的には一万四〇〇〇 (ドル) が入った。それで終わりだった。でも、私にとって一番大切なのは、娘の学費を全部支払ったこと。あとは、そのお金で少しだけ貯金して、少し生活費に充てました」

エレナがハッサン側から受け取ったのは一万四〇〇〇ドルで、差額の一〇〇〇ドルは自身とハッサンの間を取り持った人物に手数料として支払われていた。

患者がNPOに支払った費用のうち、一万五〇〇〇ドルが「ドナー費用」としてトルコ人のハッサンに渡り、仲介者の取り分を除いてドナーに支払われる――金の流れが一本につながった。

それだけでなく、「娘の学費に充てた」という迫真性のある事実までつかむことができた。

藤原と小峰は帰国後、この会話を記録したオンライン通話の画像を本田やNPO関係者に見せ、エレナ本人であることを確認している。

イスタンブールへ転戦

現地での取材を終えた藤原は六月二五日朝、キルギスの空港から帰国の途についた。

一方、小峰は、ビシケクからトルコの最大都市イスタンブールに転戦した。NPOが頼った謎のトルコ人、ハッサンについて情報を集めるためだ。

トルコはアジアと欧州の結節点に位置し、地政学的な要衝として知られる。民主主義国家だが、レジェップ・タイップ・エルドアン大統領が強権的な統治を長年続けてきた。近年、米欧などの民主主義国家と、ロシアや中国など権威主義国家の対立が深まる中で、両陣営とも関係を深める外交を展開し、国際社会で存在感を増している。

医療分野では、海外から患者を積極的に受け入れる「医療ツーリズム」を国策として掲げている。小峰が訪れたイスタンブールは、第二章で述べた通り、国際移植学会が二〇〇八年に「イスタンブール宣言」を採択した都市でもある。

小峰が事前に調べたところによると、ハッサンは臓器売買に関与した疑いで二〇一七年にウクライナで逮捕された後、翌年に保釈され、その後もキーウの裁判所で公判が続けられていた。

本人のSNSによると、ハッサンはイスタンブール大学医学部を卒業した医師で、有名私立病院や医療関連会社などに勤務した経歴を持つ。SNSには、二〇一五年から「トルコ・ヘルスケア・トラベル評議会」の役員を務めたとの記載があったため、小峰はまず市中心部にある同団体のオフィスに向かった。

ホームページによれば、同団体は「医療ツーリズム」の推進目的で設立され、日本を含む九二か国に一六八のオフィスがあるという。幹部の男性は小峰の取材に「ハッサンは勤務先の病院から派遣され、一五年から役員を務めたが、一九年に『休みたい』と言って辞任した。自身で医療ツーリズムの会社を起こしたと聞いたが、その後の消息は知らない」と話した。

小峰はその後、読売新聞が契約している現地の助手とともに、市中心部からタクシーで二〇分ほどのアパートに向かった。そこは、ＮＰＯがこの一週間ほど前、ハッサンの関係者とみられる男宛ての郵便物を送った際の宛先となっていた。

藤原の取材によれば、郵便物の中身は、これから海外で移植手術を受ける日本人患者の出生証明書だった。小峰は、送られた書類がパスポートの偽造に使われる可能性があると考えていた。

アパートは五階建てで、防犯カメラがあり、入り口はオートロックだった。室内にはハッサンの一味がいる可能性があり、助手と相談の上、インターホンを鳴らすことはやめた。この段階では、取材を進めていることがハッサンに伝わらないようにするのが得策だと考えたからだ。小峰の動きが伝われば、ハッサンがＮＰＯの菊池に連絡し、取材に対する口裏合わせや、取材に協力している人物を調べる「犯人探し」が行われる恐れがあった。

現地メディア記者に接触

しかし結果的に、小峰の動きはハッサンに伝わることになった。それは、小峰がハッサンの近況について手がかりを得ようと、地元メディアの記者に接触したのがきっかけだった。

記者のイルハンは、ハッサンが一七年にウクライナで逮捕された際、逮捕や起訴、保釈を報じた記者だ。ネット上の記事にイルハンの署名があったため、ハッサンについて詳しい情報を持っているのではないかと、小峰は助手を通じて連絡を取った。

電話をかけると、イルハンの口からは予想外の言葉が返ってきた。

「彼ら（ハッサンと仲間たち）がやったことは、合法的なビジネスだ。医療ツーリズムとして患者をトルコに連れてきていたんだ。成功したことで妬まれ、ギャングとして逮捕される罠をしかけられた。ウクライナ側は、保釈金を取るのが目的だった」

イルハンはハッサンをそう擁護したのだ。それだけでなく、「私は彼と何度も話している」とつながりがあることを明かし、「日本のメディアが、なぜこの問題を調べているのか」といぶかしんできた。

取材はそこで終えたが、小峰は「イルハンがハッサンに連絡する可能性は高そうだ」と感じた。そして実際、イルハンがハッサンに連絡を取り、「日本メディアから質問を受けた」と伝えていたことが、その後の取材で判明した。

小峰は「イルハンに接触したのは失敗だったか」と悔やんだが、幸いなことにNPOの菊池とハッサンの間で口裏合わせなどが行われた形跡はなかった。ハッサンは菊池には連絡しなかったとみられる。

それだけではなく、この一年後、イルハンは小峰に「幸運」をもたらすことになるのだが、小峰はまだ知るよしもなかった。

イスタンブール警察の元幹部に問う

トルコ出張中、小峰はイスタンブール警察の元組織犯罪密輸対策部長、アディル・サチャンにも会っている。臓器売買の捜査経験が豊富だということで、サチャンの連絡先を知っていた助手を通じて取材を申し込んだ。

市内のカフェに現れたサチャンは、数人のボディーガードを引き連れていた。摘発された恨みを持つマフィアなどの襲撃から身を守るためだという。

サチャンは小峰の説明にじっと耳を傾けると、メモ用紙をひっくり返し、臓器売買組織の組織図を描き始めた。

組織は捜査を警戒し、首謀者に簡単に辿り着けないようSNSでやり取りし、メンバーは互いの情報をあまり知らされていない。下っ端が捕まれば、別のメンバーで穴埋めする――そういった特徴があるという。

さらに、サチャンは「臓器売買組織はある国で犯行に及び、摘発されれば、まだ知られていない別の国へ移る。それを繰り返し、ほとぼりが冷めた頃に戻ることもある」と指摘した。ブルガリア、ウズベキスタン、キルギスと移植の舞台を転々と変えているハッサンがまさにそうだった。

NPOとハッサンの間で「ドナー費用」とされていた一万五〇〇〇ドルについて、サチャンは「まさしく臓器売買の相場だ」と語り、こう付け加えた。「ただし、ドナーが貧しい場合、五〇〇〇ドルの時もある」

サチャンの話を聞いた小峰は、こんな思いを強くした。

「これだけ多国間にまたがる国際的な臓器売買では、一国の対応には限界がある。国際刑事警察機構（ＩＣＰＯ）や各国が連携した捜査を進めなければ、犯罪グループに打ち勝つことはできないのではないか」

第五章　社内審査、そしてスクープ

適正報道委員会

臓器売買疑惑のスクープに向け、調査報道の記事を掲載する前に必要となる社内審査の手続きも始まった。

審査を担うのは、編集局内の組織「適正報道委員会」だ。

適正報道委員会は、読売新聞が正確で信頼される紙面づくりを目指し、二〇一四年一二月に設立した。重要な記事の掲載にあたり、事前に担当部から取材経緯や内容を聞き取り、第三者的な立場から、①裏付け取材は十分か②思い込みに陥らず、事実を正しく評価しているか③取材源の秘匿や人権への配慮ができているか――などをチェックする。

二二年六月時点の委員長は、社会部ＯＢで元編集委員の小松夏樹（58）が務めていた。ほかに委員が二名いる。いずれも過去に難しい調査報道などに携わってきたベテラン記者だ。

審査では、記事を全面的に書き直す必要性を指摘したり、出稿自体を認めない判断を示したりすることもある。特に、行政や警察当局の情報に拠らない調査報道は訴訟リスクも高く、審査が厳しくなる。

一回目の審査は、藤原、小峰の海外出張に先立つ六月中旬に本社内で行われた。デスクの佐藤やキャップの吉田が取材の経緯や内容を説明し、どのような原稿を書こうと考えているかを説明した。

委員側は、臓器移植法によって守られるべき「保護法益」から、臼田ら関係者が取材に協力している真意まで事細かに質問し、取材をさらに進めるよう求めた。

中でも委員長の小松が強調したのは、ドナーを含む当事者への直接取材の必要性だった。海外にいる者もおりハードルはかなり高いと思われたが、小松は「手を尽くすべきだ」と指摘した。

海外出張後の七月上旬に行われた追加の審査では、出張の成果をどう評価するかが焦点となった。

取材班は当初、ＮＰＯの菊池が録音記録で「だいたいドナーが一万五〇〇〇ドル」な

ど と発言していたことから、「NPOがドナーへの支払いを認識していた」という趣旨の原稿を検討していたが、小松からは「NPOの認識を書くのは難しいのではないか」と慎重な意見が出された。

確かに、「認識論」に踏み込めば、原稿が客観的ではなくなり、当事者からの反論を招くように思えた。その時、審査に同席していた社会部長の早坂が「『NPOが仲介した移植で、臓器売買が行われた疑いがある』と一歩引き離して書くならば、素材はもうそろっているんじゃないか」と発言した。これが、後の記事の骨格となる。

NPO理事長を直撃

取材班には六月から遊軍兼警察庁担当の虎走亮介(34)も加わり、デスクの佐藤以下六人の体制となっていた。虎走は大阪本社から東京本社に出向中で、以前に大阪府警クラブで「一課担」を務めた事件記者だ。

いよいよNPOの菊池に接触し、海外移植の実態について問いただす時が近づいていた。ドナーのエレナはどのように手配されたのか、コーディネーターのハッサンに臓器売買の逮捕歴があることをどう思うのか、そして、臓器売買の認識の有無など、聞くべきことは山ほどあった。

七月六日午前一〇時。藤原が警視庁クラブから携帯電話でＮＰＯの事務所に電話をかけた。応対した女性に取材の申し込みだと伝えると、すぐに電話は転送された。

「もしもし、替わりましたけど……」

少し甲高い声が電話口に響く。録音データの音声で聞き慣れた菊池の声だ。

「渡航移植について、お話を聞きたい」

藤原がそう申し出ると、菊池は一方的に話し始めた。

「患者さんがすごく多くて、僕も土曜日に同行して海外に出てしまうの。スタッフも全部患者さんについて行っているんです。三～四週間で一回帰国すると思うけれど、混み合っているので、次々に案内しないといけないんですよ」

藤原は「短時間でもいい」と伝えたが、菊池は「心臓移植から全ての臓器の移植案内をしているので、いっぱいいっぱいな状況なんですよ。今も打ち合わせ中なので、何かあれば携帯に電話をください」と言い、早々に電話を切ってしまった。

ところが、それから約四〇分後。

「もしもし、藤原さん。八月のお盆明けなら時間をとれるけど」

菊池からの着信だった。

菊池は「それで、質問は何ですか?」と続けた。

藤原は会う約束を取りつけてから具体的な話を聞こうと、ひとまず大ざっぱに「渡航移植の活動全般について伺えればと思いまして」と聞いた。すると、菊池はその甲高い声で、滔々《とうとう》と語り出した。

「あたかも臓器売買をしているかのごとく、臆測で記事を書かれることがあるんですよ。もちろん、そういうことはやっていませんよ。弁護士に対応していただくと、大体報道は止まりますけどね」

「我々は、余命半年とか一年の方を何人も抱えているわけですよ。その対応をしないといけない中で、余計なエネルギーを使いたくない」

「今まで(国内に)仲介業者が二十何か所あったけれど、なくなったんですよ。真面目な団体だけが残っているんです。我々は二〇〇例近くやってきました。今も患者さんの対応で手いっぱいなんです。ご理解ください」

よどみなく話し続けた菊池は、そのまま一方的に電話を切った。

だが、これで終わらなかった。さらに一時間後、再び藤原の電話が鳴る。

「もしもし。いま大丈夫?」

もはや旧知の間柄のような口ぶりだ。

「ちょっと理事長とも話して。我々は内閣府の認証団体ですし、公の団体ですから。(八月のお盆明けに)きちんと対応します」

菊池はそう言って電話を切った。


「臓器売買に関与していないですか?」

取材班は、菊池に直撃したらなるべく早く記事を出そうと考えており、八月のお盆明けまで待つつもりはなかった。その日の夕刻、藤原と小峰の二人が菊池の自宅に向かった。

菊池の自宅は横浜市内のニュータウンの一角にある。登記簿によれば、宅地は三〇八平方メートル、建物は二階建てで計一八二平方メートル。よく手入れをされた庭先の駐車場にはドイツ製の高級車がとまっていた。

自宅のインターホンを押しても、対面取材に応じないかもしれない。そう踏んだ藤原と小峰は、近くの自動販売機の脇に潜み、菊池が現れるのを待つことにした。朝と夕に犬の散歩に出かけることは把握しており、その時なら確実に声をかけられると考えたからだ。いつ現れるかわからない取材先を街頭で待つのは、二人のような事件記者にとって日常茶飯事だった。

思いもかけず、その時はすぐに訪れた。到着して二〇分もたたないうちに、菊池が携帯電話で誰かと話しながら犬の散歩から帰ってきたのだ。初対面だったが、NPOのホームページに顔写真を載せていたため、すぐに本人とわかった。

「読売新聞の藤原と小峰です。臓器移植について伺いたい」

すぐさま声をかける。

菊池は一瞬、戸惑った表情を見せたが、「メールを送ってくれれば回答するよ」と返した。

藤原が「直接、話を聞かせてほしい」と求めたのに対し、菊池は「メールを送って。返信するから」と繰り返す。

藤原は、それまで入手してきた録音記録や関係者の話から、「強い質問をぶつければ、必ず反論してくるはずだ」と踏んでいた。

そこで、単刀直入に聞いた。

「臓器売買に関与していらっしゃる。臓器売買に関与していないですか？」

菊池は自宅に向かう足を止め、迷惑そうな表情を見せながら語り始めた。

「全く関与していない。それは一〇〇％言えるから。（文書で）質問してくれたら、エビデンス（証拠）を返しますよ」

藤原は重ねて質問をぶつけた。

藤原「親族を装うためにパスポートを偽造された」

菊池「全然。そんなことは全くないです」

藤原「生体移植をしているのに、死体移植を装うように書類を偽造された」

菊池「全くないですね」

藤原「トルコ人のハッサンという男とやり取りしている」

菊池「僕は直接知らない。うちのコーディネーターがいるから、コーディネーターが何人かと連絡をとっている」

菊池はそこまで話すと突然、門扉を開けて庭に入っていった。

その時、「名刺をお渡ししたい！」と叫んだのは、藤原の横にいた小峰だ。

玄関のドアに手をかけていた菊池はきびすを返し、二人のもとに戻ってきた。二人が名刺を渡し、場の雰囲気が少し和らいだ瞬間、藤原がすかさず質問を再開した。

藤原「臓器移植のあっせんに当たるという認識は」

菊池「メールで返すから」

藤原「ご認識だけ」

菊池「ない」

藤原「あっせんも、売買も？」

菊池「ない」

藤原「ハッサンがウクライナで逮捕された際、ドナーに一万五〇〇〇ドルを渡したと新聞報道されている。今回も一万五〇〇〇ドルを渡しているのでは」

菊池「渡していない。ドナーに関することは法律上、触れちゃいけないんですよ。（NPOは）厚生労働省の指針通りに動いているから、今までやってこられている」

藤原「ではなぜ、ドナーが日本語を覚える必要があったんですか」

菊池「その辺も含めて、僕は関与していないから」
藤原「関与されていないことはないでしょう。（患者を）連れて行っているんだから」

たまらず、小峰が横から会話に割り込む。

小峰「現地でハッサンと会っていますよね」
菊池「どの人がハッサンか……いろんなコーディネーターがいますから。チムールという人とか」
小峰「写真を見てもらえませんか」

小峰は用意したハッサンの顔写真をバッグから取りだすと、菊池に示した。藤原も小峰も、菊池がハッサンとオンラインで打ち合わせをする動画を何度も見ている。反応を確かめたかった。

小峰「コーディネーターはこの人でしたか」

菊池「こんな顔じゃないと思うよ。もっと髪の毛がふさふさの人。この人知らない」
小峰「一度も見たことないし、会ったこともないと？」
菊池「我々は病院側と接触しているので。うちには女性のコーディネーターがいるんですよ。彼女が窓口も通訳もしてくれる。僕は英語も話せないし、直接、この人と交渉するとか、ありえないですよ」
藤原「（移植の費用は）八万ドルと伺っています」
菊池「そうです。そのくらいです」
藤原「患者から二〇〇〇万円預かっている。残りのお金は？」
菊池「滞在費とかですよ。明細は全部送っている」

菊池は少し具体的な話を始めたところで会話をやめ、「文書で質問してくれたら、添付ファイルで（回答を）送りますから」と言うと、今度は本当に玄関の中へと入っていった。

やりとりができた時間は二〇分ほどだったろうか。臓器売買への関与は真っ向から否定したが、ＮＰＯの見解は一定程度、聞けたようだった。

藤原と小峰が現場を離れ、一息ついていると、またしても藤原のスマートフォンが鳴った。「藤原さん、聞こえる？　僕は逃げも隠れもしない。ちゃんと答えるから、質問したいことを箇条書きで送ってください」

藤原は改めて対面で取材させてほしいと依頼したが、菊池は「メールでお願いします」と繰り返した。

質問状への返信

直撃取材の結果を踏まえ、取材班はＮＰＯに改めて送る質問状の作成に取りかかった。曖昧な記述を避け、なるべく客観的かつ具体的な内容にして、実のある回答を引き出さなければならない。

質問内容は適正報道委員会の助言も得て固めた。七月一五日、藤原がメールで質問状を送ると、回答期限に指定した七月二一日きっかりに返信があった。

回答は「私達は、あくまでも海外移植を希望する方への支援活動となります。臓器移植の請負業ではございません」という説明から始まり、ＮＰＯは入退院の手続きや患者の身の回りの世話、翻訳・通訳などのサポート以外は「一切関与しない」と強調した。

ドナーに臓器の対価となる金銭が支払われたかどうかという核心的な質問に対しては、「支払われていない」と否定するのではなく、「一切知りません」と回答した。

一方、直撃取材の際に菊池が「知らない」と話していたハッサンとの関係は一転して認めた。ハッサンが臓器売買に関与した疑いでウクライナ当局に逮捕されたことも「知っている」とした上で、「彼は深く反省し同じ過ちを起こさないと誓ったそうです」と記載した。

これまでに関与した生体移植については「過去五例のみ」と答えた。これには取材班も驚いた。NPOはホームページで移植実績を「百数十件」とアピールしており、大半が死者からの臓器移植ということになれば、臓器移植法第一二条で禁止する無許可の臓器あっせんに該当する可能性が高まるからだ。

多くの質問に、「関係者に無用なトラブルが生じる」などとして回答しなかったが、NPOの見解を一定程度引き出すことができたのは、記事化に向けて前進だった。

直撃取材の際、菊池が「八月のお盆明けまで忙しい」と話していたのは、当時、キルギスで移植を受けられなかった患者三人のうち一人をスリランカに案内する計画を進めていたからだ。取材班も、NPOのスタッフとして内部にとどまっていた臼田の話などから、それを把握していた。

小峰はスリランカの報道ビザを取得し、ＮＰＯが仲介した移植の現場をまさに現地で取材しようと考えていた。スリランカはニューデリー特派員時代に訪れたことのある国で、小峰には土地鑑もあった。

菊池とハッサンが一緒にいる所を確認したり、手術を行う病院関係者から話を聞いたりできれば、大きな成果になるのは間違いなかった。

しかし、スリランカは当時、経済危機が深刻化しており、七月中旬には全土に非常事態宣言が出された。デモ隊が大統領公邸を占拠し、ゴタバヤ・ラジャパクサ大統領が国外に脱出して、その後辞任するなど混乱を極めていた。外貨不足などの影響でエネルギーや生活必需品の輸入が滞り、病院では薬が足りなくなっていた。

そんな危機的な状況にある国に患者を案内し、移植手術を受けさせようとすること自体が信じられない話だった。結局、患者の渡航は中止になった。現地の受け入れ態勢が整わなかった可能性がある。

この間には、日本を揺るがす大事件もあった。藤原と小峰が菊池を直撃した二日後の七月八日、安倍晋三・元首相が奈良市内で参院選の応援演説中に銃で撃たれて死亡したのだ。

憲政史上最長の政権を担った元首相が凶弾に倒れたことを受け、読売新聞では現場を管轄する大阪本社だけでなく、東京本社も総力を挙げて取材に当たった。警察担当デスクの佐藤や、警察庁を担当する虎走はもちろん、警視庁キャップの吉田も取材に忙殺された。新聞紙面も銃撃事件一色となり、取材班が記事を出すタイミングは後ろに延びていった。

神奈川新聞の動き

記事化に向けた最終段階に入り、取材班にとって一つの大きな進展があった。それまで「NPOの実態を知ってもらうために録音記録は提供するが、その存在や内容が記事になると自分の身が危うくなるかもしれないので、新聞には載せないでほしい」と話していた関係者が、「紙面に載せてもいい」と藤原に伝えてきたのだ。

入手した録音記録はこの時点で三十数件、計一〇時間超に及んでいた。「録音データを入手した」として内容を紙面で紹介できれば、記事のインパクトが格段に増すことは間違いなかった。

適正報道委員会の審査は八月上旬まで断続的に続いた。原稿の表現についても精査し、「臓器売買があった事実は書けるが、法律に違反するかどうかは現時点では強調しない方がいい」といった助言を得て、原稿の内容を固めた。

取材班は、安倍元首相銃撃事件の状況も踏まえ、最初の記事を八月のお盆明けに出す方向で検討を進めた。

しかし、ここで予想外の情報が入った。藤原が関係者から「神奈川新聞が取材を進めており、近日中に記事を出すかもしれない」と聞きつけてきたのだ。

せっかくここまで取材して、先を越されるわけにはいかない。内容で圧倒的に上回る自信があっても、やはり先に記事を出されれば、「抜かれた」ことになってしまう。「一刻も早く、記事を出そう」。取材班の思いは一致した。

編集局内での調整の結果、八月七日朝刊の掲載を目指すことになった。デスクの佐藤は一面や社会面の原稿の修正を進めるとともに、報道の意義を説明する解説記事も仕上げた。それぞれの記者が分担し、海外取材の成果を盛り込んだ五回の連載記事も急ピッチで準備した。

掲載前日の八月六日。取材班のメンバー六人は本社九階の社会部に集結した。ちょうど土曜日で、人が少ない社会部の席に、大きな「キングファイル」をいくつも並べて陣取った。

朝刊の紙面構成を決める編集局の「立ち会い」が夕方に行われ、本記が一面トップ、サイド記事は社会面の左右見開きと決まった。解説は二面に掲載されることになった。

締め切りまでの間、各自が取材メモや資料と原稿を突き合わせ、文字通り一字一句、最後まで確認を続けた。午後九時過ぎ以降、刷り上がった一面や社会面のゲラが次々と届いた。

最終版の一面には、《海外移植で臓器売買か　都内NPO仲介　困窮ドナーに200万円》という見出しで、次の記事が掲載された。

《海外移植で臓器売買か　都内NPO仲介　困窮ドナーに200万円》
東京都内のNPO法人が仲介した海外での生体腎移植手術で、売買された臓器が使われた疑いのあることが、読売新聞が入手した録音・録画記録とNPO関係者への取材でわかった。ドナー（臓器提供者）は経済的に困難を抱えているウクライナ人で、腎臓の対価は約1万5000ドル（約200万円）だった。手術は途上国で行われ、患者が容体を悪化させるケースも出ている。

臓器移植法は、臓器売買やその要求・約束などを禁止しており、国外犯規定もある。国際移植学会も2008年、臓器売買について「公平、正義、人間の尊厳の尊重といった原則を踏みにじるため禁止されるべきである」との「イスタンブール宣言」を出している。NPOは「難病患者支援の会」（東京都目黒区）。ホームページによると、03年から臓器移植を希望する患者に中国など海外の病院を紹介し、死体からの移植を中心にこれまで百数十人の移植に関与したとされる。腎移植の場合、患者から2000万円前後の費用を受け取っている。読売新聞は、NPO実質代表の男性（62）（横浜市）がコーディネーターのトルコ人男性（58）とやりとりする場面など複数の録音・録画記録を入手し、NPO関係者や手術を受けた患者からも証言を得た。記録や証言によると、NPOはコロナ禍などで中国に渡航できなくなった後、トルコ人男性に協力を依頼。昨年12月、トルコ人が手配した中央アジア・キルギスの首都ビシケクの病院に、腎移植を希望する日本人の男女4人を案内した。NPOは手術費などとして患者1人あたり約8万ドル（約1070万円）を支払うことでトルコ人と合意。このうち約1万5000ドルが臓器の対価となる「ドナー費用」で、手術前にホテルなどでNPOからトルコ人に支払われていた。4人のうち最初に手術を受けたのは関西在住の女性(58)だった。ドナーはウクライナ人女性で、臓器提供の見返りに1万5000ドル近くを受け取り、周囲に「娘の学費を支払った」と話しているという。移植を受けた女性は術後に一時重篤となり、NPOとは別ルートで同じ病院に来て移植手術を受けたイスラエル人は死亡した。これを受け、残りの日本人への手術は中止された。今年6月、NPOとトルコ人はオンラインで打ち合わせを実施。手術を受けられなかった3人の「ドナー費用」計4万5000ドルがNPOからトルコ人に支払い済みで、宙に浮いた状態にあることを確認し、互いに「解決しましょう」などと語り合っていた。トルコ人は17年、臓器売買に関与した疑いでウクライナ当局に逮捕され、今も公判が続く人物だった。この事件でもドナーはウクライナ人で、臓器の対価は1万3000~1万5000ドルと指摘されていた。

NPO実質代表の男性は取材に文書で回答し、ドナーへの支払いについて「関与していないので分からない」とした上で、「NPOは入退院の手続き、患者の身の回りの世話などのサポート以外は一切、関与していない」と説明した。厚生労働省はNPOの活動について「違法性の有無は警察が判断するものだが、疑わしいケースがあれば本省としても情報の収集に努める」としている。

(二〇二二年八月七日朝刊一面)

社会面は、キルギスで一時重篤になった本田麻美のケースを中心に、ドナーのパスポートが偽造されていたことなど不透明な移植の実態を生々しく報じた。

見出しは《親族間装い　旅券偽造　臓器売買疑惑　ウクライナ人ドナーに日本語》となった。

《親族間装い　旅券偽造　臓器売買疑惑　ウクライナ人ドナーに日本語》

腎臓ひとつ1万5000ドル（約200万円）。中央アジア・キルギスで日本人患者が受けた生体腎移植で、臓器売買が行われていた疑いが浮上した。仲介したのは日本のNPO法人。親族間を装うためドナー（臓器提供者）のパスポートも偽造されていた。患者は一時重篤となり、「手術を受けなければよかった」と悔やんでいる。（藤原聖大、本文記事1面）

■渡航先を指定

「（3人分の）ドナー費用は4万5000ドル。徐々に問題を解決しましょう」（NPO

の通訳）

「そうですね。解決していきましょう」（NPO実質代表の男性）

6月上旬、NPO法人「難病患者支援の会」（東京）とコーディネーターのトルコ人男性（58）がオンラインで行った打ち合わせ。読売新聞が入手した録画記録では、前年にキルギスで手術を受けられなかった患者3人分の「ドナー費用」がNPOからトルコ人に支払い済みであることが確認されていた。

NPOの仲介で日本人の男女4人がキルギスに渡航したのは昨年11〜12月。このうち唯一、実際に腎移植手術を受けたのが関西在住の女性（58）だった。

女性によると、腎疾患が悪化して人工透析を始めた2020年春頃、少しでも早く移植を受けたいとネットで調べ、NPOのホームページを見つけた。連絡を取ると、実質代表の男性（62）は中央アジアのウズベキスタンを渡航先に指定してきた。「今回は生体移植だから、新しい腎臓の寿命もいいと思うよ」と勧められたという。女性はNPOに約1850万円を支払い、昨年6月、ウズベキスタンの首都タシケントに入った。医師を名乗るトルコ人のコーディネーターが関与していることは、NPOのスタッフから事前に聞かされた。録音記録やNPO関係者の証言によると、NPOは約8万ドル（約

1070万円）を支払うことでトルコ人と合意。このうち約1万5000ドルが「ドナー費用」で、手術前にトルコ人に支払われていた。

〈後略〉

（二〇二二年八月七日朝刊社会面）

翌日の八月七日は日曜日で、新聞制作を休む休刊日だった。

週明けの八日朝、取材班の虎走が東京・霞が関の厚生労働省に向かうと、担当する健康局の「移植医療対策推進室」の職員たちがすでに登庁しており、省内の報告や報道各社の対応に当たっていた。

虎走は同日午前の閣議後記者会見で、後藤茂之・厚生労働相にこう質問した。

「臓器移植について伺います。昨日、『東京都内のNPO法人が仲介した海外での生体腎移植で、売買された臓器が使われた疑いがある』との弊紙の報道がありました。厚生労働省は臓器売買を禁じる臓器移植法を所管されていますが、報道内容への受け止めについてお聞かせください」

後藤厚労相はこれに対し、「報道は承知しているが、事案の詳細は把握していない。厚生労働省としては、関係学会とも連携しつつ、情報の収集に努めるとともに、警察から協力を求められた時には全面的に協力してまいりたい」と述べた。

同省幹部は今後の方針について、虎走の取材に「まだどういう形で調査をするか決まっていないが、（NPOへの）接触の仕方を考えなければならない」と話した。

こうした取材結果を踏まえ、取材班は《臓器売買疑惑　調査へ　厚労省》との記事を九日朝刊の一面に三段見出しで掲載した。

ひそかに動き出した機関

取材班が報じた内容について、九日の新聞で「後追い記事」を出した全国紙の新聞社はなかった。記者の取材に基づく調査報道で、警察や行政から裏付けが取れる内容ではなかったため、後追いを出そうにも出せないというのが実態だっただろう。

唯一、九日に記事を出したのが、取材を進めていた神奈川新聞だった。「NPO　臓器あっせん疑い」と一面で打ち出し、社会面では患者の小沢克年の証言を詳細に報じていた。記事には小沢の実名が掲載されたため、その後、一部のメディアが小沢に連絡を取り、取材を開始した。

さらに、ひそかに動き出した機関もあった。東京・桜田門の警視庁だ。

警察の組織規則では、法律や罪名ごとに捜査や許認可を担う担当課が分けられており、警視庁では生活安全部の「生活環境課」が臓器移植法を所管している。

同課はこれまでにも、ＮＰＯとは別の仲介団体が関与した海外での臓器移植を捜査したことがあった。直近では二一年に東欧・ブルガリアで手術を受けた日本人患者が死亡した案件を調べたものの、現場が海外のため証拠収集が難しく、立件を断念していた。

読売新聞の記事は詳細で、「ブルガリア案件」よりも数多くの証拠が集まる可能性がある上、取材に協力したＮＰＯ関係者が捜査にも協力するのではないか——そう見た捜査員の一人が上司の執務室を訪ねたのは、記事が出てすぐのことだ。

捜査員は、臓器移植法違反の立件に必要な「構成要件」を上司に説明した上で、立件を視野に情報収集を進めることを伝えた。

この頃、患者の小沢から相談を受けていた弁護士も極秘裏に警視庁を訪れ、ＮＰＯについて情報提供を行っている。捜査は、こうして静かに進み始めた。

第六章　「口が裂けても言ってほしくない」実態

続報、続々

取材班は二〇二二年八月七日に最初の記事を出した後、それまでの取材成果を続報として次々と掲載していった。また、同月一七日から朝刊社会面で五回の連載記事「臓器移植　海外仲介の実態」も掲載した。

本章ではまず、続報のいくつかを紹介し、取材班が問題視した海外移植の実態をさらに明らかにしたい。

取材班が最初の続報に選んだのは、八月九日朝刊社会面に次の見出しで掲載された記事だ。

《仲介NPO　生体移植　患者に口止め　臓器売買疑い回避か》

実はこの記事は、新聞休刊日明けとなる八月八日の夕刊で、一面のトップ記事となる予定だった。ところが、締め切り直前になって、本社の教育部が「東京医科歯科大と東京工業大が統合へ」という特ダネを出稿してきたため、急遽、翌九日の朝刊社会面に回った。

取材班の記者たちは「ついてないなあ」とため息をついたが、新聞社の編集局では、こうした特ダネによる紙面の取り合いが常に行われ、切磋琢磨することで紙面の質を上げているのだ。

取材班の記事では、キルギスに渡航したものの手術を受けられなかった小沢克年から提供を受けた録音データをもとに、NPOの菊池が生体移植であることを口止めしていた事実を報じた。

第二章でも紹介したように、別の国での移植を模索していた小沢に対し、菊池は「ベラルーシは（ドナーが）死体。カザフスタンとタジキスタンは生体。生体だけど、書類は死体。そうしないとマスコミやら色々な所から攻撃されるから」と述べていた。

さらに、「口が裂けても生きている人から（臓器を）もらったとは言ってほしくないんですよ」と小沢に口止めし、その理由を「貧乏な人から（臓器を）買ったんじゃないかとか言われますから」と話していた。

死者からの臓器移植と異なり、生体移植の場合、ドナーに金銭が提供されている可能性が高く、臓器売買の疑いが強まる。

記事では「帰国した患者を病院に案内するのもNPOの活動の一つ。生体移植をしたと明かせば臓器売買を疑われるので、言うわけにはいかなかった」というNPO関係者の言葉を紹介した。

偽の脳死証明書

《ドナー脳死証明「偽物」　東欧で腎移植　「発行元」病院証言》（八月一〇日朝刊社会面）

この記事は、小沢らが渡航したキルギスではなく、東欧・ブルガリアでの腎臓移植で、死者からの臓器移植を偽装するために偽の脳死証明書が用意されていたとする内容だ。取材班は、偽の証明書の写真も添え、社会面に記事を掲載した。

ＮＰＯは、それまで多くの患者を案内していた中国への渡航がコロナ禍で難しくなった後、「コーディネーター」のトルコ人・ハッサンとつながり、二〇二一年四月にブルガリアで二件の腎臓移植に関与した。二件はいずれも生体腎移植で、ハッサンがドナーを手配していた。

藤原が関係者から入手した書類は英文で書かれた「脳死証明書」で、複数の医師の署名に加え、ブルガリアの首都ソフィアにあるアレクサンドロフスカ大学病院の印があった。だが、取材班の小峰が二二年八月に同病院にメールを送って確認したところ、「複数の名前が当院の人間と一致せず、押印も有効なものではない。書類はフェイク（偽物）だ」との返信があった。

菊池は二二年六月に行われたＮＰＯ内部の打ち合わせで、「生体移植じゃなくて死体移植という形の書類を前にブルガリアで作ってもらったじゃん。脳死判定の書類を」と語り、ハッサンの名前を挙げて「（書類を）作ってくれた」と述べていた。偽造書類は、ハッサン側が用意した可能性が高い。生体移植の「口止め」と同様、帰国後に受診する日本の病院で臓器売買を疑われないようにするため、生体移植ではないとする偽造書類が用意されていたとみられる。

スリランカに「一〇人送る」

《スリランカでも移植計画　今年　仲介NPO「10人送る」》（八月一三日朝刊社会面）

前章でも少し触れたが、NPOとハッサンがスリランカでも臓器移植を計画していた事実を報じた。

藤原が入手した録音・録画記録によると、二二年五～六月にオンラインで行われた打ち合わせで、ハッサンは「いつでもスタートできます」としてスリランカでの移植を提案した。NPOの菊池は「七月くらいから患者の案内を希望します」と答え、「急いでやりましょう。一人成功したら、次に二人ずつ合計一〇人ぐらい送ります。二か月に一回ずつ」と述べていた。

この頃、菊池からスリランカでの移植を勧められていたのは、前述の通りキルギスで腎臓移植を受けられなかった三人のうち一人で、神奈川県内に住む五〇歳代の男性だった。七月上旬の渡航が決定し、受け入れ先の候補として最大都市コロンボにある病院の名前も挙がっていたが、渡航直前になって延期を告げられ、結局、その後も手術を受けることはなかった。

帰国後に通院、入院ができない

《NPO案内病院　受診できず　帰国の患者　臓器売買疑われ》（八月三〇日朝刊社会面）

NPOの仲介で臓器移植を受けた患者たちが、海外から帰国後、国内の病院で診察や通院を断られるケースが相次いでいた。患者にとっては切実な問題で、取材班は複数の患者への取材をもとに、実態をとりあげた。

NPOに約一八五〇万円を支払い、二一年四月にブルガリアの首都ソフィアの病院で腎臓移植を受けた男性は、渡航前、NPOの菊池から「帰国後は移植医療で有名な西日本の総合病院が診てくれる」と言われていた。NPOの患者向けパンフレットにも「完全に回復するまで治療は継続されフォローアップの病院（日本の医師）へ引き継がれる」と記載されていた。

ところが、受診を予定していた総合病院にNPO職員が連絡すると、「臓器売買の疑いがある」として通院や入院を拒否された。このため、男性は帰国後、NPOの案内で東京都内の大学病院を訪れたが、そこでも「海外で移植を受けた患者は受け入れられない」と断られた。

さらに、都内の別の病院でも通院を断られ、通い始めた神奈川県内の病院でも、治療の過程で「外国で腎臓移植を受けた」と告げると担当医師の態度が急変し、治療継続を拒まれた。

最後は、首都圏の病院で「何度も断られ、もうほかに行くあてがない。命の問題だから助けてほしい」と懇願し、なんとか通院を認められたという。

男性は取材に「臼田さんが病院を探してくれていたから口には出さなかったが、『話が全然違う』と思っていた」と明かした。

男性と同時期にブルガリアで腎臓移植を受けた別の患者も、ＮＰＯの案内で西日本の総合病院を訪れたが、通院などを断られていた。患者はその後、自分のツテで関東地方の病院に通院しているという。

医師法では、医師は正当な理由がなければ診療を拒否できないと定めている。だが、これまで見てきた通り、海外で臓器移植を受けた患者は、命に関わる緊急性のある場合を除き、診察に難色を示されたり、断られたりするケースが多い。

取材班が医療関係者に聞いたところでは、病院側は「臓器売買に関与したとみなされれば、保険医療機関の指定取り消しなどの行政処分を受けかねない」などと懸念している。

過去には、海外での移植後に診療を拒まれた患者が病院を相手取り、民事訴訟を起こしたケースもある。中国で一五年に腎臓移植を受けた男性が、診療継続を拒否した浜松医科大学病院の運営法人に損害賠償を求めた訴訟だ。

この訴訟で、静岡地裁は一八年一二月、男性の請求を棄却する判決を言い渡した。臓器売買の疑いがある患者を診療しないという院内の申し合わせに基づく対応は「一定の合理性がある」とする判断だった。男性は控訴したが、二審の東京高裁でも一審判決が支持され、その後、確定した。

取材班が話を聞いた専門家は「患者の命が最優先なのは言うまでもないが、医師や病院が臓器売買ビジネスに手を貸すようなことはあってはならない」と話した。

関係医師の釈明

《医師が海外病院に紹介状　患者から30万円受領　仲介NPOと「連携」》（九月八日朝刊社会面）

この記事は、患者の小沢克年にフェイスブックを通じて接触し、仲介料も受け取っていた井上雄二医師について報じた。

小沢のLINEの記録によると、東京都心でクリニックを経営する井上医師は二一年一一月、小沢に「タシケント国立病院が有力です」と伝え、渡航費用を「二一六〇万円」と提示した。タシケントの病院宛ての紹介状も作成したが、この紹介状に書かれていた医師名が架空の人名だったことは、取材班の藤原と小峰が現地への出張取材で確認した通りだ。

井上医師は渡航費用とは別途、紹介料として小沢から三〇万円を受け取っていた。不透明な海外移植に本職の医師が関わり、患者から紹介料を受け取ることが果たして許されるのか――取材班の虎走が取材に行くと、井上医師は複数回にわたって応じた。

井上医師は、これまでNPOに紹介したのは大学のつながりがあった小沢一人だと説明した上で、「NPOから言われた通りに紹介状を書いた。生体移植はあり得ないと思っていたし、NPOからもそう説明を受けていた。臓器売買の疑いがあるのなら一切関与しなかった」と釈明した。

「結果として小沢さんに迷惑をかけ、非常に後悔している」と語り、紹介料を返金する意向も明らかにした。

取材班は釈明の内容を踏まえ、記事中で井上医師を匿名としている。

臓器の「品質」をアピール

《「経済苦なら腎臓買います」ドナーにウクライナ人標的　ネットで臓器売買》（九月二三日朝刊社会面）

ＮＰＯが関与した生体腎移植では、経済的に困難を抱えるウクライナ人がドナーになっていた。そこで、取材班の小峰が現地のサイトや、ロシア版フェイスブックと呼ばれるＳＮＳ「フ・コンタクテ」などの書き込みを調べると、「腎臓を売りたい人は連絡を」といった呼びかけが多数見つかった。

ウクライナ語のサイトには、年齢や血液型、売買を希望する臓器の価格などが掲載され、臓器の売り手が「完全に健康な二〇歳！」などと臓器の「品質」をアピールする投稿もあった。

一方、臓器の買い手は、ウクライナ国外の医療関係者を自称する人物が多かった。例えば、「腎臓専門医のジョージ」は二一年六月以降、約四〇回にわたって売買の仲介を持ちかけている。

また、神経内科医を名乗る人物は「経済苦に陥っているのなら腎臓を買います」と投稿し、米国やインドのほか「日本にも拠点がある」と記載していた。小峰はこの人物にメールで質問を送ったが、返信はなかった。

本書の冒頭でも触れたように、ウクライナ財務省によると、二一年のウクライナ国民の平均年収は六五万円程度で、日本の六分の一に満たない。国際的な「臓器ブローカー」が所得水準の低さに付け込んでいるのは明らかだった。

小峰のオンライン取材に応じたウクライナ南部オデーサに住む弁護士のオクサナ・オブチンニコバ(29)は、二〇年末に腎不全と診断され、保健省の移植待機リストに登録した。人工透析を続けながら移植を待っているが、順番はなかなか回ってこない。

日本の患者が海外で移植を受けることについて、オブチンニコバは「正義ではないし、公平でもない。違法に移植を受けるのは適切ではない」と語り、「臓器の不足は日本だけでなく国際的な課題であり、他国の患者の移植機会を減らさないように日本は自力で問題を解決するべきだ」と指摘した。

再びNPOを直撃

取材班はこうした続報記事を出していく中で、NPOの菊池に対する追加取材の検討を始めた。狙いは、いくつかある。

まず、八月七日朝刊の読売新聞の報道を受け、厚生労働省と東京都がそれぞれ八月中に菊池からヒアリングを行っていたことが取材で判明していた。これを記事にする際に、菊池側からも裏付けを取り、ヒアリングに対する意見や、反論を聞いておく必要があった。

また、菊池は八月中旬に「一連の報道について」などと題する複数の文書をNPOのホームページで公表していた。そこでは「臓器売買に関与したことは一切ない」としつつ、キルギスでの移植について「私どもの知らない時に臓器売買が行われていたかもしれません」などと掲載していた。その真意も含めて確認しておきたかった。

取材班が文書で取材を申し込むと、菊池は「対面取材に応じる」と回答してきた。九月一五日、藤原と小峰が新横浜の事務所に向かった。

菊池は二人をソファに案内すると、待ちきれなかったかのように一気に話し始めた。

「僕自身がドナーに金を払えなんて指示したことは一度もないし、間接的に払ってくれと言ったことも一度もない。ドナーに関してはノータッチ」

臓器売買の疑惑について最初にそう否定すると、「（ドナー費用の）一万五〇〇〇ドルって、どこから出てきたの？」と藤原に質問してきた。藤原が「取材に基づいて」と答えると、菊池は「そんなことはあり得ない」と反論し、「ブルガリアの移植で一万五〇〇〇ドルという話を聞いたことはある。だけどそれは肝臓ですよ。腎臓じゃない」と語った。

ホームページに「私どもの知らない時に臓器売買が行われていたかもしれません」と記載したことについては、「生体移植に対してタダではないだろうという一般的な見方からすると、（臓器売買の可能性を）否定できない。患者を救うのが優先であって、一七年前に中国で（仲介を）始めた時から、可能性はずっとあった」と述べた。

さらに、「順番の割り込みのための費用だとか、関係者への謝礼金だとか、日本人が海外に行って、医療費だけで移植手術ができるなんて一〇〇％あり得ない。どこまで行っても移植の世界というのは不透明なお金、領収書がないお金が出てくるわけ」と開けっ広げに語った。

「ドナーについてはノータッチ」と繰り返す菊池に対し、藤原は「生体移植だと臓器売買が疑われるとわかっているのなら、ドナーが生体か死体かを確認すればいい」と問うた。すると、菊池は「あなた方は現場がよくわかっていない」と語気を強めた。

菊池によれば、NPOは海外の病院に患者の受け入れをお願いする弱い立場で、「ドナーに関して病院側に意見したり、要望を言えたりする立場にない」というのだ。藤原が「生体か死体かを確認したことは過去に一度もないのか」と重ねて問うと、菊池は「ない」と答えた。「事前に生体移植とわかれば止める」としつつ、「確認するつもりはない」とも言った。

菊池の説明では、NPOが過去に関わった約一七〇例の渡航先はほとんどが中国で、ベラルーシが三例、ブルガリアが二例、キルギスとインドが各一例だという。中国では心臓移植も三例あったとした。

手術後の経過については「ほとんどの人は元気になっている」としたが、移植した臓器が機能せずに再手術をしたケースとして、キルギスでの本田麻美と、中国での一例の計二例を挙げた。ほかに、肝臓移植を受けた後、渡航先や帰国後の国内で感染症により死亡した患者もいると明かした。

小峰は、キルギスの法令では非親族間の臓器移植は認められていないと指摘した。すると菊池は「そんなキルギスの法律まで読まない」「病院側の説明を信用しており、質問もしない」と答えた。
菊池は「これまで案内してきた病院はきちっとした病院がほとんどだ。キルギスはたまたま」と主張し、「臓器売買をやると聞いているのはベトナムやフィリピンなどで、産婦人科とかちっちゃな病院のベッドか手術室を借りて、ドナーが来て、患者が来て、外科医が来て、いっせーのせでやって、それで逃げていく。蜘蛛《くも》の子を散らすようにね。そういうのが臓器売買のやり方」と語った。小峰は「まさにキルギスのケースが当てはまるのではないか」と思ったが、口には出さなかった。

「今まで一〇億円以上をカバンに入れて中国へ……」

NPOが多くの患者を案内したとされる中国での移植について、菊池は「脳死のドナーや事故死のドナーがほとんどだったし、以前なら死刑囚がほとんどだった」とした。「死刑囚ならいいのか、悪いのか。過去にそういう議論もされましたよ。でも、それは病院側が決めることで、我々は指示できない」と語った。
移植の費用について、トルコ人のハッサン側から領収書をもらったのかと聞くと、菊池は「もらっていない」と答えた。「中国も領収書をくれないですよ。慣習でしょうね」

と事もなげに話した。

小峰が「領収書を出せない理由があるのではないか」とさらに聞くと、「向こうも『領収書は出せないよ。それでいいですか』って。『構いませんから移植手術をお願いします』と。この百何十人、全部、領収書はないです」と答えた。

さらに驚くことに、菊池は支払い方法について「全て現金」と明かし、こう続けた。

「一番多い時は、六〇〇〇万、七〇〇〇〇万円をカバンに入れて中国に運びましたよ。当たり前じゃないですか。患者三、四人になったら五〇〇〇万、六〇〇〇万円にすぐなっちゃいますよ。恐らく今まで一〇億円以上をカバンに入れて中国へ運んでいます」

多額の現金の海外への持ち出しは日本では外為法と関税法で規制され、多額の持ち込みも規制している国が多い。だが、菊池は「病院側から申告しないで大丈夫と聞いている」とし、ほとんど申告してこなかったと明かした。

法令に対する意識の低さに絶句した二人に対し、菊池は「百何十人の命を救ったのは、病院の言う通りに我々が動いたからです」と誇った。

領収書もない多額の金銭をやりとりすることに、やましさはないのか。「そんなこと、一切考えないですよ。恐らく外科医なり、院長なり、関係者なりにたぶん謝礼金が行くわけでしょ。謝礼金がなければ、日本人の移植は海外ではできない」「どっちかと言うと、現地の法律（を守る）より、命を救ってあげたい」と持論を展開し続けた。

菊池は「来月も再来月も、我々は患者さんを抱えている。恐らく日本から海外に行く移植の八割以上はうち経由だと思う」と述べた。九月一日付でＮＰＯの理事長に就いたことも明かした。

厚生労働省と東京都庁のヒアリングを受けたことも認め、「事実関係を全て説明してきた」とした。「僕は不法行為をしたという感覚もないし、日本国内で移植ができない患者さんたちを救えるのは、うちしかないと思っていますから」。菊池はそう話し、今後も海外移植の仲介活動を続けていくとした。

約二時間に及ぶ取材で、終始多弁だった菊池は「また必要なら話をしますよ」と言って締めくくった。

第七章　法の不備とドナー不足

一九九七年の臓器移植法制定

海外移植の不透明な実態を報じる中で、色濃く浮かび上がってきたのが「法の不備」だ。

まず、一九九七年に臓器移植法が制定された経緯から振り返ろう。

国内では一九五六年、最初の生体腎移植が新潟大学医学部付属病院で行われた。六四年には最初の肝臓移植（死体移植）も実現し、移植医療が前進した。

この流れを止めたのが、六八年に札幌医科大学で行われた国内初の心臓移植だった。移植手術を受けた患者が死亡しただけでなく、ドナーの大学生が本当に脳死状態だったのかが問われ、執刀医の同大教授が殺人容疑で告発される事態になった。教授は不起訴になったものの、脳死移植に関する議論は以後タブー視され、長く停滞した。

国の脳死臨調（臨時脳死及び臓器移植調査会）が「脳死は人の死か」という議論を始めたのは、九〇年になってからだった。国民的な大論争に発展し、反対意見も根強かったが、移植で助かる命が増えることを念頭に、脳死下の移植を容認する最終答申が九二年一月に出された。

その後、議員立法で法律の内容が固められ、九七年六月に臓器移植法が成立した。個人の死生観にもかかわる内容であるため、憲政史上はじめて共産党を除く与野党がいずれも党議拘束をはずし、議決に臨んだ。

こうして九七年一〇月に臓器移植法が施行された。

二つの問題

取材班が認識した法の不備は大きく分けて二つある。

一つは、臓器移植を所管する厚生労働省の権限が不十分なことだ。

法施行後の二〇年余り、ＮＰＯのような民間団体が不透明な海外移植を仲介していることは繰り返し問題化してきた。途上国などで手術を受けた患者が容体を悪化させ、死亡するケースがあることも知られていた。

臓器移植法では、厚生労働相の許可を得た臓器あっせん機関に対し、厚生労働省が立ち入り検査や許可取り消し処分などを含む指導・監督を行うと定めている。一方、無許可の団体については、こうした権限の定めがない。このため、厚生労働省はこれまで「調査権限がない」として無許可団体の活動を把握してこなかった。「疑わしい事実があれば、警察が捜査して違法性の有無を判断する」（幹部）というのが同省の立場だ。

だが、海外での移植については、警察による捜査のハードルが極めて高い。臓器売買罪（法第一一条）には国外犯規定があり、海外で行われた臓器売買も摘発の対象になり得るが、実際に捜査を行う場合は、手術が行われた国に捜査協力を要請し、手術の内容や金銭授受の事実について現地当局に証拠収集してもらわなければならない。ごく一部の友好国を除けば、その実現性は極めて低いと考えられる。

実際のところ、警察はこれまで不透明な海外移植を何度も捜査しているものの、一度も立件されたことがなかった。

例えば、神奈川県警など警察当局は二〇〇八年、中国で日本人一〇〇人超の移植を仲介したとされる団体の代表者から事情聴取を行ったが、立件は見送られた。兵庫県警も一一年頃、中国に腎不全の患者を案内した業者を捜査し、警視庁も二一年に東欧・ブルガリアで日本人が受けた生体移植について調べたが、いずれも臓器移植法違反容疑での立件には至らなかった。

警察の捜査が極めて難しい以上、厚生労働省が実態を把握して規制の手立てを講じるしかない。しかし、現行法ではそれが難しくなっている。

もう一つの法の不備は、生体移植に対する規制の緩さだ。第二章でも触れた通り、第一二条の無許可あっせん罪は、脳死を含む「死体移植」に適用対象が限られ、生体移植は含まれない。家族間などで行われる生体移植に許可制がそぐわないとされてきたためだが、この規定により、無許可あっせん罪の捜査ではドナーが死体か生体かを立証しなければならず、「捜査が入り口からつまずくことがある」（警視庁関係者）という。

仮に途上国での生体移植を専門にあっせんする仲介団体が存在した場合、無許可あっせん罪での取り締まりは不可能だ。ＮＰＯが関与したキルギスでの生体腎移植も、無許可あっせん罪の対象にはならない。

取材班は、こうした法の不備がある限り、不透明な海外移植はなくならないだろうと考えていた。国内での移植を待ちきれない患者は、仲介団体に高額の費用を支払い、海外移植に望みを託す。そして、命を危険にさらしてしまうのだ。

二二年九月二一日の朝刊社会面では、《海外臓器移植　調査に壁　国権限なし　専門家「法改正を」》の見出しで、法の不備を指摘する記事を出した。その後も、臓器移植法を見直す必要性を記事を通じて繰り返し指摘した。

一一月二四日朝刊の解説面では、海外移植をテーマに三人の専門家のインタビューを掲載した。この中で、東京大学の米村滋人教授（民法・医事法）は「法の不備が理由で、海外での移植を仲介する民間団体は、厚生労働省の検査を受けることも、警察に摘発されることもなく、活動が野放しになってきた。国がこうした団体の活動を管理できていない現状には大きな問題がある」とした上で、「制度の見直しを検討すべきだ」と語った。

東京都によるＮＰＯ認証

さらにもう一つ問題として浮かんだのは、ＮＰＯ法（特定非営利活動促進法）に基づく「ＮＰＯ認証」の問題だ。

菊池が設立した「難病患者支援の会」は二〇〇七年に内閣府からＮＰＯ法人としての認証を受けた。制度改正に伴い、一二年度からは東京都が所管している。

患者の多くは、公的機関から認証を受けたNPO法人であることを理由に、NPOを信用して移植の仲介を依頼していた。その一人、小沢克年も「移植の仲介を公的に認められた団体だと思った」と振り返る。

NPO法は、市民による社会貢献活動を推進する目的で一九九八年に施行された。保健福祉や国際協力など二〇分野の非営利団体に法人認証を与えており、全国に約五万法人ある。

この法律では、法令違反や定款違反の疑いがあれば、自治体が立ち入り検査などを行うことができると定めている。違反が確認されれば改善命令を出すことも可能で、命令に従わなければ、認証を取り消すこともできる。

だが、取材班が二二年八月に臓器売買疑惑を報じた後、所管する東京都は菊池からヒアリングを実施したものの、立ち入り検査などの手立ては講じなかった。

「都は立ち入り検査などを行い、実態を確認すべきではないか」。そんな問題意識を持ったのは、韓国に留学した小池和樹と入れ替わりで二二年九月から取材班に加わった遊軍記者の野口恵里花（35）だ。

野口も直前の八月まで警視庁クラブで「二課担」をしていた。以前に本社の文化部に所属した経験もあり、警視庁クラブでは日本画の巨匠・平山郁夫の偽版画が市場に大量に出回った事件をスクープしている。

野口は九月以降、都庁幹部や都議会議員らに面会して回り、「所管庁として、手をこまねいているのですか？　ＮＰＯ認証が団体に信用を与えているのではないですか？」と見解を聞いて回った。

これに対し、都幹部は立ち入りなどを行わない理由について「市民の自由な活動を促すのがＮＰＯ法の趣旨であり、行政の関与は最小限にとどめるのが原則だと考えている」と説明した。

しかし、野口の問題意識に理解を示した都議もいた。立憲民主党の西沢圭太都議と、阿部祐美子都議は、野口の話に熱心に耳を傾けた。

二二年一二月八日の都議会一般質問では、阿部都議が菊池のＮＰＯについて「どのような情報収集を行ってきたのか」「どんな理由があれば、法人に立ち入り検査を行うのか」と都の対応をただした。都側はＮＰＯを所管する生活文化スポーツ局長が「必要な情報収集を行っている」と答えたが、阿部都議は「こうした団体の活動を都が認証していることに違和感を持つ」と指摘した。

都の担当者は野口の取材に対し、海外移植を仲介するNPOの活動は「報道されるまで知らなかった」（管理法人課）と明かしている。都所管のNPO法人は約九〇〇〇団体あり、全ての団体の活動をつぶさに把握するのは難しいとしても、疑わしい事実が指摘された団体についてはもっとしっかりした対応が必要ではないか。

NPO法に詳しい山内直人・元大阪大学教授（公共経済学）は取材に「問題を指摘されるような団体については、毎年の事業報告で詳細な説明を求めたり、必要に応じて検査を行ったりして、実態を把握していく必要がある」と語っている。

条件が「世界一厳しい」

法の不備やNPO認証の問題とは別に、不透明な海外移植の最大の要因になっているのが、国内のドナー不足だ。日本で移植を受けるには、長期間順番を待たなければならないことが、患者を海外へと向かわせている。

臓器移植法が一九九七年に施行された当時、日本の臓器提供の条件は「世界一厳しい」と言われた。「本人の書面による意思表示」が臓器提供の必須条件とされたためで、脳死下の臓器提供は九九年に初めて四件が行われて以降も、年間わずか一〇件程度と著しい低迷が続いた。

国際移植学会が二〇〇八年、移植用の臓器を自国でまかなうよう求めた「イスタンブール宣言」を採択すると、日本国内でも臓器提供を増やさなければならないという考えが広がった。その状況を踏まえ、一〇年の臓器移植法改正では、本人が生前に意思表示をしていなくても、家族の承諾で臓器提供を行うことが可能となった。一五歳未満の子どもからの臓器提供も解禁された。

その後、臓器提供数は増加し、二三年には脳死下の臓器提供が年間一三二件にまで増えた。

だが、国際的にみれば、まだまだドナーの少なさは際立っている。

スペインの非営利財団が運営しているデータベースによると、二一年の人口一〇〇万人あたりのドナー数（生体移植を除く）は、トップのアメリカが四一・六人、二位のスペインが四〇・八人なのに対し、日本はデータのある七一か国・地域中、六三位の〇・六二人だ。日本と文化や価値観が比較的近い韓国は三六位（八・五六人）で、日本の低さが特に目立つ。

国内での移植を望んで日本臓器移植ネットワーク（ＪＯＴ）に登録する患者は二三年

一二月末時点で約一万六〇〇〇人に上る。これに対し、実際に移植を受けられる患者は年間四〇〇～六〇〇人程度だ。移植までの平均的な待機期間は心臓で約三年半、肺で約二年半となっている。

特に腎臓については、生活習慣病の影響などで透析患者が増加しており、状況は深刻だ。

腎臓移植を希望してJOTに登録している人は二三年一二月時点で一万四三三〇人いるが、JOTの仲介で行われる移植は年間二〇〇～二五〇件程度でしかない。待機期間は平均で約一四年八か月に及び、移植が間に合わずに合併症などで命を落とす患者は後を絶たない。

移植用の腎臓が不足している状況を背景に、病気のため摘出した腎臓を別の患者に移植する「病気腎移植」も行われてきた。愛媛県の宇和島徳洲会病院の医師らが一九九〇年代から手掛けていたことが二〇〇六年に報道され、安全性などを巡って大きな議論を呼んだ。

厚生労働省の先進医療会議での長期にわたる議論を経て、最終的にがんで摘出した腎臓の患部を取り除いて腎不全患者に移植する治療が一八年に先進医療として承認されたが、これで移植を待つ患者を取り巻く環境が大きく変わったというわけではない。

「国内で手術を受けられるなら」

NPOに移植の仲介を依頼していたのも、大半は腎臓移植を希望する患者たちだった。患者たちは国内のドナー不足を知り、失望するとともに、国内では待ちきれないと考えて海外での移植を選択していた。

「国内で手術を受けられるのなら、リスクのある海外移植は望まなかった」。取材に対し、患者たちはそう口をそろえている。

こうした「ドナー不足」を解消するため、国は様々な啓発活動に取り組んできたが、生前に臓器提供の意思表示をする人は思うように増えていない。この理由について長らく言われてきたのは、日本の文化や宗教観との関係だ。死者を敬い、遺体を傷つけたくないと考える人の多さが、臓器提供の妨げになると考えられてきた。

だが、必ずしも「文化や宗教の問題」だけが足枷になっているわけではない。それを示すデータもある。

内閣府が二一年に一八歳以上の男女三〇〇〇人を対象に行った調査では、臓器提供の意思表示をしている人は一〇・二%にとどまる一方、臓器提供を「したい」と答えた人は三九・五%に上った。これは米国などに引けをとらない数字だと専門家は指摘している。すなわち、現在の日本では、臓器提供に前向きな人々は数多くいるのに、その意思を十分に汲《く》み取れていない可能性があるのだ。

一方で、この内閣府の調査では、臓器提供の意思について「どちらでもない」と答えた人が三五・八%に上り、一九九八年の二六・九%より上昇していた。無関心層の増加を表す数値で、厚生労働省やJOTがこれまで行ってきた啓発が十分な効果を発揮していない可能性を示唆している。

臓器提供の啓発に詳しい同志社大学の瓜生原《うりゅうはら》葉子教授(ソーシャル・マーケティング)は取材に、こう話した。

「大事なのは『文化や宗教の問題』として議論を止めるのではなく、現状をしっかり分析して、なぜ意思表示をする人が増えないのか原因を明確にした上で、効果的な啓発活動に取り組むことだ。より具体的で記憶に残る啓発でなければ、臓器提供の意思表示をするという行動に結びつかない。国やJOTは今まで以上に工夫を凝らし、メディアとも連携して広く人々に訴え続けていく必要がある」

国内のドナー不足が患者を海外に向かわせ、臓器売買の温床になっているのは明らかだ。NPOについて警視庁が調べているものの、事件化に至るかどうか見通しが立たない中、取材班が報じる記事が少しでも国内のドナー不足の解消につながれば報道の意義も高まるのではないか――記者たちはそうした思いを強めていった。

学会が動く

「読売新聞の報道を踏まえ、日本移植学会など複数の学会が海外移植について共同声明を出すことを考えているようだ」

取材班の虎走亮介が医療関係者からそんな情報を聞いてきたのは、二二年の一〇月に入った頃だった。

ほぼ同時に、本社の医療部に長く在籍した社会部OBの論説委員からも同様の情報が寄せられた。情報の確度は高いと考えられた。

虎走は六月に取材班に加わって以降、持ち場の警察庁クラブの仕事をこなしながら、厚生労働省や医療関係者の取材を続けていた。元々、新聞記者を志したきっかけの一つが臓器売買を取り上げた映画『闇の子供たち』(原作・梁石日)を見たことだった。映画に登場する記者が語った「見て、見たことを書くんだ」という言葉が、虎走の心に刻まれていた。

学会が共同声明を出せば、取材班による一連の報道の「成果」にもなる。虎走は「ぜひとも声明を出してもらい、記事にしたい」と取材を進めた。ちょうど一〇月一三～一五日には、名古屋市内のホテルで日本移植学会の総会が開かれることになっていた。虎走は二日目の一四日、情報収集のため名古屋へと向かった。

総会の会場ではこの日、同学会理事長の江川裕人（東京女子医科大学特任教授）が、移植医療の情勢について講演を行っていた。講演が終わりに近づいた頃、江川は「渡航移植の話をします」と言うと、一枚のスライドを示した。

そこには、臓器売買の犯罪性に関する患者の理解が進んでいないことや、仲介団体の実態が不明であること、啓発や抑止が必要であることなどが図示されていた。

江川は、患者が海外で臓器を「買う」ことになれば患者自身が罪に問われかねないと指摘し、対策が必要だと訴えた。

講演を終えた江川に虎走が声をかけると、江川は「渡航移植については、対策しなければいけないことを広く周知する必要がある。学会として何かを打ち出さないといけない」と語り、共同声明に向けた動きを示唆した。

医療界が読売新聞の報道に敏感に反応した背景には、臓器売買が疑われる海外移植への国際的な厳しい目がある。一七年にバチカンで臓器売買撲滅を目指すサミットが開かれた際、日本人二人が前年にベトナムで腎臓を買ったと報告されたことはすでに触れた通りだ。このサミットに日本の代表として出席していたのが、日本移植学会理事長の江川だった。

江川のような移植医療の専門家だけではなく、人工透析治療などに携わる腎臓内科医も同様に危機感を持っていた。途上国などで移植を受けた患者はカルテもなく、現地でどのような手術を受けたのかが不明なため、日本国内で適切な治療を受けられずに体調を悪化させるケースがあったからだ。

共同声明の「キーマン」とみられたのは、南学正臣・東京大学教授だった。南学は日本腎臓学会と日本内科学会の理事長を兼任していただけでなく、国際腎臓学会で次期理事長を務める予定になっており、日本の患者が不透明な海外移植を受けるケースが後を絶たない現状を憂えていた。

虎走は南学にも会うことができた。南学が気にしていたのは、イスタンブール宣言だった。米国や欧州だけでなく、途上国も含めて多くの国の腎臓学会がイスタンブール宣言を承認する手続きを取っているのに、日本で同宣言を承認しているのは日本移植学会だけだった。

虎走はその後、南学が日本内科学会の理事たちに「本学会がイスタンブール宣言を承認していないのはおかしくないか」と呼びかけ、賛同されたという情報を得た。

最終的に、日本内科学会のほか、日本臨床腎移植学会と日本透析医学会、日本腎臓学会も新たにイスタンブール宣言を承認し、日本移植学会と合わせて五学会が共同声明を出すことになった。

異例の共同声明

虎走が宣言の文案をつかんだのは、一二月も半ば過ぎだった。原稿を作成し、一二月二五日朝刊に以下の記事を出稿した。八月の最初の記事以来となる一面トップとなり、取材班は大いに沸いた。

《海外臓器売買　根絶へ声明　5学会　違法性・リスク周知》

腎疾患などを抱える日本人患者が途上国などで臓器売買が疑われる移植手術を受ける例が後を絶たない問題を受け、日本移植学会など5学会は27日にも、不透明な海外移植の根絶を目指す共同声明を発表する。貧しい人からの臓器の搾取は国際的に厳しく批判されており、日本の医療界として対応を強化する。5学会は、日本移植学会と、日本臨床腎移植学会、日本内科学会、日本腎臓学会、日本透析医学会。海外移植を巡り、五つもの学会が共同で声明を出すのは極めて異例だ。学会関係者によると、途上国などで金銭を支払って臓器提供を受ける行為は「移植ツーリズム」と呼ばれ、国際移植学会が2008年に採択した「イスタンブール宣言」で禁止が提言されている。日本では、日本移植学会が宣言の承認手続きを取っていたが、今回新たに、他の4学会も宣言を承認した。共同声明では、イスタンブール宣言に賛同し、海外での臓器の搾取や不公平な移植に関与しない決意を表明する。5学会が足並みをそろえ、対策に本腰を入れることを強調する。

〈後略〉

（二〇二二年一二月二五日朝刊一面）

この二日後。五学会が厚生労働省で記者会見を開き、共同声明を正式に発表した。日本移植学会の江川裕人、日本臨床腎移植学会の剣持敬、日本透析医学会の武本佳昭、そして日本内科学会と日本腎臓学会の南学正臣の理事長四人がそろって出席した。

声明は、イスタンブール宣言について新たに四学会が承認したことを明らかにした上で、「移植の恩恵は、非倫理的行為や搾取的な行為に依存することなく最大化され、公平に、それを必要とする人々に分配されなければならない」と、海外での臓器の搾取や不公平な移植に関与しない決意を表明した。

ポイントは、移植に直接関わらない学会を巻き込んだ点にあった。中でも、日本内科学会の会員数は約一二万人に上る。共同声明の理念が多くの医師に共有されることで、幅広い対策や啓発が期待された。

腎不全で診療を受ける患者の中には「どこの国で腎臓を買えるのか」「本当はそういう裏の世界があるんでしょう」などと医師に尋ねてくるケースもあるという。そうした患者に対し、医師らが今後、海外移植の法的・倫理的な問題や健康上のリスクを説明し、渡航を思いとどまってもらう狙いがある。

この日の記者会見では、四人の理事長がそれぞれ声明への所感を述べた。虎走の心に強く残ったのは、剣持敬の言葉だ。

「(海外に向かう)患者の気持ちも理解はできる。ただ、自分が助かるためにどんなことをしてもいいわけではない」

医師としては目の前の患者を助けたい。だが、問題のある海外移植を見過ごすわけにはいかない。そんな葛藤を抱きながら、剣持はあえて厳しい言葉を使ったのではないか。虎走はそう受け止めた。

取材班は翌二八日の朝刊で、再び共同声明について報じた。声明の内容を二面で詳しく紹介しただけでなく、社会面では各理事長らによる記者会見の様子を伝え、この直前に取材班の野口が政治部の記者とともに行った河野太郎・デジタル相のインタビューも掲載した。

河野は二〇〇二年、肝臓に疾患を抱えていた父親の元衆院議長、洋平に肝臓の一部を提供している。その経験もあって、臓器移植の分野では発信力のある国会議員として知られてきた。消費者相を兼ねていた河野はこの頃、旧統一教会の高額寄付被害を巡る問題への対応で多忙を極めていたが、年末になって何とか時間を確保してもらい、インタビューが実現した。

河野は学会の共同声明について、「これまでになかった動きだ」と評価し、「途上国での生体移植は臓器売買の可能性があり、倫理的に問題がある。医療上のリスクも現実的にあり、国内で移植できるのが一番だ。学会にはドナーを増やす働きかけも期待したい」と語った。

海外移植への対策については「仲介団体の活動が野放しにならないよう、次の臓器移植法改正では、団体の登録制の導入などを検討すべきかもしれない」とし、「脳死下の臓器提供数は諸外国と大きな開きがあり、提供数を増やすための施策や法の見直しについて国会で議論していく必要がある」とも話した。

五学会の共同声明に加え、河野の発言も、今後の法制度の見直しに向けたきっかけになるのではないか——取材班はそんな期待を抱きながら、二〇二三年の新年を迎えた。

第八章　ＮＰＯ理事長の逮捕

突然の一報

菊池逮捕――その一報は突然だった。

年が明けて一か月余りたった二〇二三年二月八日午後、警視庁クラブの「生安担」である中薗あずさ（29）が取材先から「臓器移植法違反事件が摘発された」との情報を聞き出した。

臓器移植法違反事件はそうそう頻繁にある類の事件ではない。摘発されたのがＮＰＯ法人「難病患者支援の会」であることは明らかだった。

警視庁クラブのキャップだった吉田敏行は前年一一月に遊軍に転じ、清水生（41）が後任のキャップになっていた。清水は北海道内の新聞社から読売新聞に転職し、地方での勤務を経て二〇一六年に社会部に異動すると、警視庁クラブで生安担と一課担を続けて経験して名をあげ、サブキャップを経てキャップになっていた。

中薗が取材先への確認を進めたところ、やはりNPO理事長の菊池仁達が逮捕されていた。逮捕日は前日の二月七日で、すでに一日たつ。事実であれば、いつ他のメディアが逮捕を速報してもおかしくはなかった。

「抜き」「抜かれ」と呼ばれる特ダネ競争を重ねてきた清水も、この時ばかりは背筋が凍った。

「これだけ力を入れて取材をしてきた案件で他社に抜かれたら、大変なことになる」。

清水はすぐさまクラブに所属する記者たちに全力で取材するよう指示した。

警視庁クラブはちょうどその頃、「ルフィ」などと名乗る男らによる強盗事件の取材に追われていた。東京都狛江市で一月一九日に高齢女性が強盗グループに襲われて死亡するなど、SNSの「闇バイト」で募った実行役が全国各地で次々と凶悪な強盗事件を起こしていた。

前日の二月七日には、フィリピンの入管施設に収容されていた指示役とみられる男らが日本に強制送還され、八日から朝刊社会面で連載「闇バイト強盗」の掲載を始めたばかりだった。

「なんてタイミングなんだ……」。本社九階の社会部で連載記事の手直しをしていたデスクの佐藤は、清水から受けた電話に思わずのけぞった。すぐに社会部長の早坂に報告し、紙面計画を相談した。

ベラルーシルートの三三〇〇万円

臓器移植法違反事件の捜査を担当していたのは、警視庁生活環境課だ。総力取材の結果、事件の骨格が徐々に浮かんだ。警視庁は翌日の九日に菊池を東京地検に送検すると同時に、法人としてのNPOを同じ容疑で書類送検し、それに合わせて発表する予定にしていた。

逮捕容疑は、臓器移植法第一一条の臓器売買ではなく、第一二条の「無許可あっせん」だった。そして、対象となる移植手術は、取材班がこれまであまり注目していなかった「ベラルーシルート」だった。

取材班はこの時点で、四〇歳代の患者男性が二二年にNPOの仲介でベラルーシに渡り、現地の病院で肝臓移植を受けたことを把握していた。だが、患者は体調を崩し、日本に帰国後に家族から改めて生体肝移植を受けたものの、同年一一月に死亡していた。

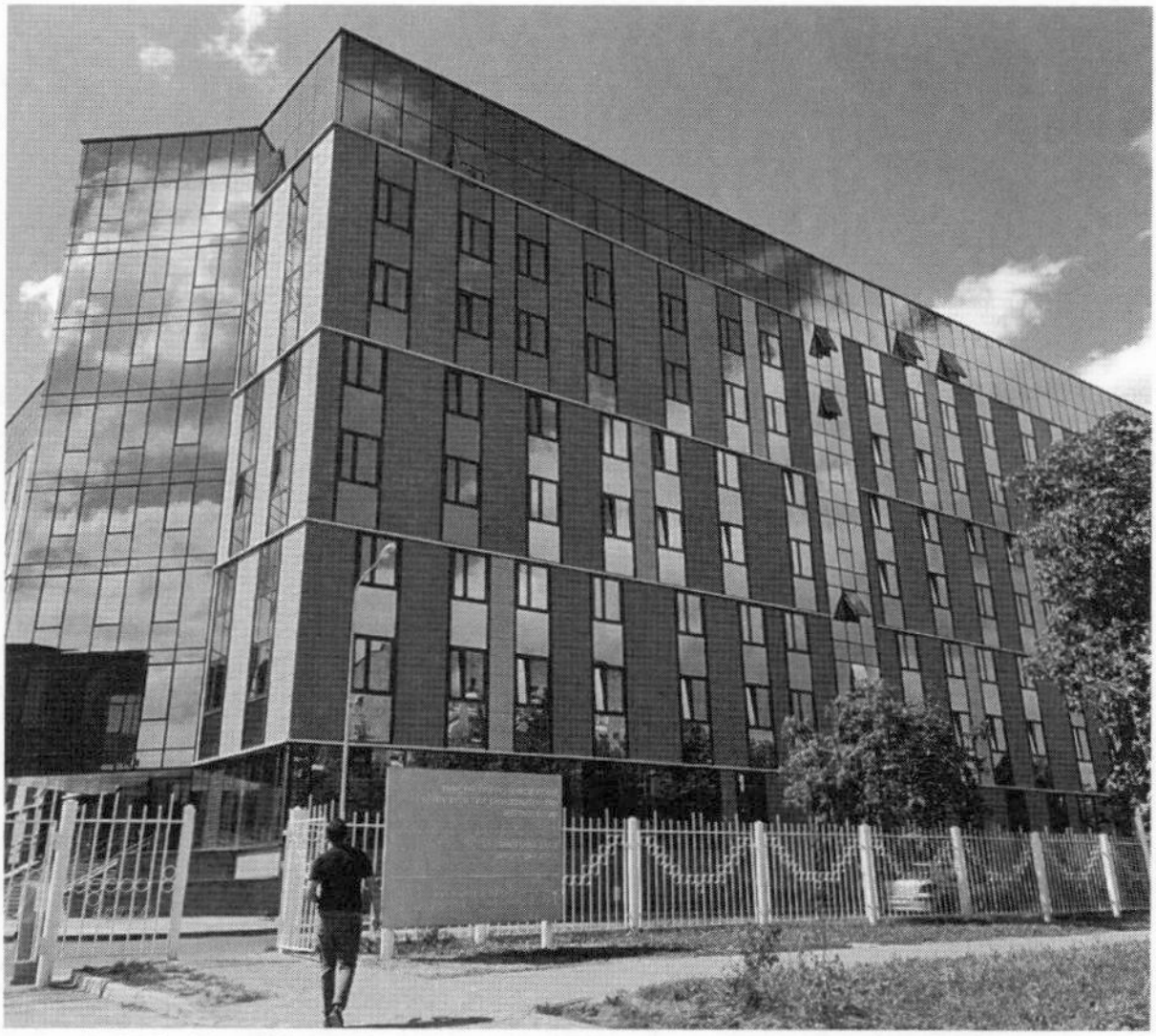
日本人患者の移植手術が行われた首都ミンスクの病院（関係者提供）

取材班は関係者を通じて遺族に取材を申し込んだが、断られていた。

警視庁が逮捕容疑に選んだのは、まさにこの患者のケースだった。厚生労働相から臓器あっせん業の許可を得ず、肝硬変を患っていた男性に肝臓移植を勧め、移植費用などとして約三三〇〇万円をＮＰＯの口座に振り込ませた上、ベラルーシの病院で肝臓移植を受けさせたとする内容だった。

これまで見てきた通り、臓器移植法第一二条では「業として臓器のあっせんをする場合、厚生労働相の許可が必要」と定めており、警視庁は一連のＮＰＯの行為が「無許可あっせん」に該当すると判断したようだった。

この「ベラルーシルート」には、トルコ人コーディネーターのハッサンは関わっていない。菊池が別途、開拓した移植ルートだった。

ＮＰＯは二二年に少なくとも三人の患者をベラルーシに案内し、この三人が肝臓移植、腎臓移植と、肝臓と腎臓の同時移植をそれぞれ受けていた。このうち、肝臓移植を受けた患者だけでなく、肝腎の同時移植を受けた患者も手術後に容体を悪化させて死亡していた。

社内の編集会議を経て、翌日の朝刊では、一面と社会面で大きく記事を展開することが決まった。社会面の闇バイト強盗の連載は休載し、翌日に回すことになった。

一面トップには、次の見出しが躍った。

《臓器あっせん逮捕　ＮＰＯ理事長　無許可容疑　ベラルーシで移植仲介》

社会面では、これまで取材に応じてきた患者や医療関係者らの逮捕に対する受け止めを記事にまとめた。

日付が変わった九日未明。警視庁クラブで作業を終えた清水は、最終版の校了ゲラを机に投げ捨て、ブース内のソファに寝転がった。二四時間つけっぱなしになっているテレビでは、東京五輪・パラリンピックを巡る談合事件のニュースが流れていた。この時点で、菊池の逮捕の速報を流している社はなかった。

だが、これだけ大きな事件だ。他のメディアが気づいていないわけがない。捜査の動きを事前に察知できなかった悔しさで、清水はこの夜、一睡もしていない。

翌朝に新聞を開くと、菊池逮捕を報じていたのは、やはり読売新聞だけではなかった。朝日新聞も同様に一面に記事を載せていたのだ。

清水が予感した通りだったわけだが、一連の疑惑が刑事事件に発展したことで、ようやくメディア各社が追随の報道を行っていく流れになった。

警視庁が記者会見

九日午前九時半、警視庁が菊池逮捕を正式に発表した。

桜田門の警視庁本部庁舎一一階にある記者会見室に集まった約二〇人の記者たちに対し、生活環境課の川西博正課長はこう説明した。

「海外での移植手術に用いる臓器を移植希望患者に無許可であっせんしていたNPO法人の理事長を臓器移植法で逮捕し、法人とともに東京地検に送致した」

「臓器売買の疑いや、高額費用を支払ったにもかかわらず重篤な健康被害を被ったことが推定される記事が報じられており、法令に基づいた手続きの臓器移植が運用されるよう警鐘を鳴らす必要がある」

国内での臓器移植を巡っては、愛媛県警が二〇〇六年、内縁の妻の知人女性から腎臓の提供を受けた見返りに、女性に現金三〇万円と乗用車を渡した会社役員らを臓器移植法違反（臓器売買）容疑で逮捕したほか、警視庁が一一年と一五年に暴力団が絡む二件の臓器売買事件を摘発している。だが、海外での臓器移植が刑事事件として立件されたのは、同法の施行以来、今回が初めてのことだった。第一二条の無許可あっせん罪を適用して仲介業者を取り締まるのも全国初で、川西課長は「事件の端緒は『海外移植で臓器売買か』との報道がなされたこと」と、前年八月の読売新聞の報道が捜査を始めたきっかけだったことも明らかにした。

約三〇分間の記者会見が終わると、各社の記者たちが一斉に部屋を飛び出した。新聞は夕刊に、テレビは昼のニュースに、原稿を間に合わせなければならない。

「容疑を否認！」「患者名簿を押収！」。読売新聞のブース内も、記者会見の内容を確認する記者らの声が飛び交った。

立件の三ポイント

一〇日の朝刊は、二日連続の一面トップで《臓器あっせん　患者3人から1億円超NPO　多額の利益か》と続報を出し、三面では逮捕に至った捜査の内幕や立件のポイントを詳報した。

そもそも、警察内部には当初、「立件するほどの悪質性があるのか」という見方があった。疾患を抱える患者が自ら望んで海外に渡り、手術が成功して健康を取り戻したケースがあるのは事実で、貧しい人からの臓器売買が疑われるとはいえ、患者の命を救っている側面があることは否定できなかった。

しかし、警視庁は捜査の結果、立件に値する悪質性があると結論づけた。記者会見での説明によると、その理由は次の通りだ。

一つ目は、NPOが藁にもすがる思いの患者から費用を受け取っていた点だ。関係者によると、NPOは二一～二二年にベラルーシに案内した患者三人から計約一億三〇〇〇万円を受領した。肝臓移植を受けた男性は約三三〇〇万円、腎臓移植を受けた男性は約一八五〇万円、肝臓と腎臓の同時移植を受けた男性は約八五〇〇万円をそれぞれ支払っていた。

読売新聞が入手した録音記録によると、菊池はスタッフの臼田に対し、肝腎の同時移植を受けた男性から苦情を寄せられたと明かした上で、「じゃあ降りる（移植の仲介をやめる）って言ったら黙っちゃって。悪いけど、あと二〇〇〇万円出さないと俺はやらないよって言ったら、プラス二〇〇〇万円振り込んできたよ」と発言していた。

さらに、「ほかに（海外移植を）やるところがないじゃん。うち以外に。俺が降りていいのかよって。もっと脅かしてやろうかと思ったけど、金だけ取ればいいからさ」と、耳を疑うような発言もしていた。

警視庁が指摘した悪質性の二つ目は、NPOが患者を募集する際に実態と異なる説明をしていた点だ。海外での移植後に国内の大学病院で診療を受けられるなどと患者に伝えていたが、第六章で見た通り、実際には患者の多くが帰国後、不透明な海外移植を受けたことを理由に国内の病院で診療を拒否されていた。NPOはこうした状況を知りながら、海外での移植を勧めていた。

加えて、NPOはホームページで「内閣府認証」をうたい、患者の信用を得ていた。実際は、NPO法に基づく認証主体は一二年度から東京都に移管されており、患者らに誤解を与え続けていた。

三つ目は、ＮＰＯの仲介で臓器移植を受けた患者が死亡したり、命の危機に瀕したりしていたことだ。ベラルーシでの移植では手術後に二人が死亡し、キルギスでは患者の本田麻美が重篤な状態に陥っていた。わずか一年間に二人が死亡、一人が重篤となる事態が、正常なものとは考えられなかった。

こうした点を踏まえ、警視庁は「非常に悪質で危険性が高い」として立件に踏み切ったわけだが、これまで見てきた通り、手術が行われた現場が海外のため、捜査のハードルは高かった。

キルギスでの生体腎移植については、臓器移植法第一一条で禁じる臓器売買が疑われたものの、現地当局に協力を依頼して証拠を取り寄せるのは非現実的だった。キルギスは「親日」ではあるが、途上国かつ旧ソ連構成国でもあり、外交ルートなどで捜査協力を要請しても、十分な回答が返ってくる可能性は低かった。

警視庁はキルギスでの移植については十分な証拠を得るのが難しいとみて、捜査を早々に断念していた。

そのかわりに目をつけたのが、臓器移植法第一二条の無許可あっせん罪だ。臓器売買罪と異なり、「国外犯規定」はないが、あっせんの一部を国内で行っていれば適用が可能だと判断した。法定刑は「一年以下の懲役」などで、臓器売買の「五年以下」より大幅に軽いものの、ほかに適用可能な罪名は見当たらなかった。

厚生労働省の通知では、患者の募集や病院との連絡・調整活動などが「あっせん」に該当すると定めている。警視庁は、海外での移植でも、ＮＰＯが国内で患者を募集し、病院への紹介状を用意するなどしていたことが「あっせん」に当たると判断した。

ただ、無許可あっせん罪は脳死を含む死者からの移植だけが対象で、生体移植には適用されない。海外での移植で、ドナーが生体か死体かを確認するのは、容易なことではなかった。

捜査関係者によると、警視庁は当初、心臓移植のケースを探した。心臓の移植ならばドナーが死者であることが確実だからだ。しかし、ＮＰＯに心臓移植の相談をした患者は複数いたものの、実際に移植に至ったケースは少なくとも最近数年間では確認されなかった。このため、捜査は一時、手詰まりの状態となった。

その流れを変えたのは、警視庁の任意聴取に応じた患者らの証言と、押収された菊池の発言の録音データだった。

ベラルーシの移植では、患者は現地の国立病院で手術を受けている。同国の臓器移植に関する法律では、生体移植は親族間のみに認められており、外国人の患者がドナーとして親族を連れてきていない以上、そこで行われた手術が死体移植であることは明らかだった。

さらに、菊池が患者に「ベラルーシは死体移植」と語っている音声データがあったほか、現地の国立病院が患者に発行した書類にも「死体移植」と明記されていた。この書類に名前が記載された医師が実在することも捜査で確認され、警視庁は「死体移植」の立証ができたと判断したという。

ある警視庁幹部は、キャップの清水の取材にこう答えている。

「今回は立件の材料がたまたまそろっただけで、薄氷を踏むような捜査だった。現在の法律では、別の団体が再び海外移植のあっせんを手がけた場合に、また立件できるとは限らない」

再逮捕と起訴

警視庁は二月二八日、菊池を再逮捕した。同じ無許可あっせん容疑で、神奈川県の五〇歳代男性にベラルーシでの腎臓移植を勧め、約一八五〇万円をＮＰＯの口座に振り込ませた上、二二年七月に現地の病院で腎臓移植を受けさせたという内容だった。

取材に応じた患者男性によると、男性は一九年頃に慢性腎不全と診断され、腎臓移植を希望するようになった。国内での移植を待ちきれず、ネット検索で見つけたＮＰＯを頼った。費用は約一八〇〇万円で、菊池からは渡航先としてブルガリアを提示された。

費用の工面に時間がかかった上、コロナ禍も重なり、男性が最終的に移植を決めたのは二二年一月頃だった。菊池からはブルガリア、またはウズベキスタンでの手術を勧められていたが、当初の説明より費用が高額だった。男性が難色を示すと、「ベラルーシであれば一八〇〇万円程度で可能だ」と提案されたという。

男性は着手金三〇〇万円を振り込み、検査のためにベラルーシへ渡航後、いったん帰国して残る一五五〇万円を支払った。六月にドナーが見つかり、翌七月に現地の国立病院で腎臓移植を受けた。手術は成功した。

だが、男性は「ＮＰＯの説明はいいかげんだった」と振り返る。

ＮＰＯは患者向けパンフレットで、現地での「透析時の付き添い」や「主治医との連絡や質疑応答のサポート」を掲げていたが、現地での通院時に通訳はおらず、スマートフォンの翻訳ソフトを使って自ら医師や看護師と意思疎通を図った。

帰国後も、大学病院に通院できると説明を受けていたが、NPOが手配したという大学病院に電話すると診察を断られた。男性は知人のツテを頼り、何とか別の民間病院に通院できたが、NPOから納得のいく説明はなかったという。

男性は健康を取り戻せたことには感謝の気持ちがあるとしつつ、「NPOが摘発されたことに驚きはない」と淡々と語った。

東京地検は三月二〇日、菊池と、法人としてのNPOをいずれも臓器移植法違反で東京地裁に起訴した。検察幹部は「国の内外で批判や注目を受けている事案ということも踏まえて、公判請求が妥当と判断した」と述べた。

菊池はこの間、捜査当局の調べに「海外で行われる移植の場合は日本国内の許可は要らないと思った」と供述し、容疑を否認している。

患者名簿に約一五〇人

警視庁が押収した患者名簿には、約一五〇人分のリストがあったとされる。中国での移植が多かったとみられているが、詳細は明らかにされていない。

取材班は、中国で移植手術を受けた元患者からも証言を得ている。取材に応じたのは、東北地方に住む五〇歳代の男性だ。

男性が腎臓病を患い、週三回の透析治療が必要になったのは二〇〇八年。インターネットでＮＰＯの活動を知り、「内閣府認証なら安全かな」と思い、菊池と連絡を取った。「若いから移植すれば働ける。全部込み込みで九〇〇〇万～一〇〇〇〇万円」。菊池はそう説明したという。男性は八〇〇〇万円しか用意できなかったが、菊池は「それでいい」と応じた。

男性は「親身になってくれる」と感謝し、五〇〇〇万円を指定先の口座に振り込んだ。残りの三〇〇〇万円は、菊池に言われた通りに現金で中国に持ち込み、現地で菊池に渡した。菊池からは「医師や看護師、関係者に金を渡す」と説明されたという。

手術は〇九年五月、中国南部・湖南省の病院で受けた。入院に際し、菊池から「何か言われたらこの名前を出して」と名刺大の紙を一枚渡された。漢字で中国人らしき名前が書かれており、男性はその時、自分が中国人として手術を受けるのだと悟った。

手術後、ＮＰＯの中国人スタッフから、同じ病室にいる若い中国人男性がドナーだと教えられた。二〇～三〇歳代の小柄な男性だった。手術前、菊池にドナーが生体か死体かを尋ねたが、言葉を濁されていた。ドナーを目の前にしたことで、生体移植だったことをはっきり認識した。「臓器売買かもしれない」と思ったが、「NPOは堂々と活動しており、違法ではないだろう」と自身に言い聞かせた。

男性の告白はここで終わらない。しばらく体調は良かったが、約二年後から再び透析治療が必要になり、海外での再手術に向けて菊池とやりとりを始めた。

LINEの記録や男性の証言によると、男性は二一年六月、ブルガリアの病院を菊池から紹介された。この病院で過去に腎臓移植を受けた患者二人の連絡先を示され、「参考になるので話を聞いてみて」と言われたという。

男性は二人のうち一人から実際に話を聞き、ブルガリアで手術を受けようと考えた。ところが、菊池はまもなくして現地での移植が困難になったと言ってきた。中央アジア・ウズベキスタンの病院名を挙げ、「約五〇〇例の実績があり、患者の約三〇%が外国人です」などと伝えてきた。

男性は移植を決心して同年六月、NPOの口座に約一四〇〇万円を入金した。しかし、菊池は「ウズベキスタンも難しくなった」として、翌七月、今度は「トルコとベラルーシの病院へ資料を送りました」と連絡してきた。

「英語が話せればドナーと親戚ということで移植できる」。菊池は、トルコでは友人間の生体移植が可能だと説明し、「簡単な英語は話せますか」と尋ねてきた。だが、この計画も結局は白紙になった。男性と一緒に渡航予定だった日本人患者が行けなくなったということだった。

その後も、キルギスの情報が送られてきたほか、二二年に入ると「場所は（アラブ首長国連邦の）アブダビで交渉中」（五月）、「スリランカで移植を協議してきます」（七月）などと、候補地が二転三転した。いずれも実現しないまま、菊池は二三年二月に逮捕された。

男性は取材に「グレーな活動をしているとは感じていたが、ホームページで堂々と宣伝し、ＮＰＯの法人認証もあったので、大丈夫だろうと思ってしまった」と語った。

第九章　国会も動き出した

首相答弁

海外での臓器移植が初めて刑事事件として立件されたことを機に、国と国会が対策に向けて動き出した。

最初に国会に議論を持ち込んだのは、日本維新の会の池下卓衆院議員（大阪一〇区）だ。

二〇二三年二月二七日に開かれた衆院予算委員会で、池下議員は「先天性の臓器疾患により、移植を待っている患者さんはたくさんいる。政治の力で一人でも多くの患者さんを救いたいと思い、今回は質問をさせていただきたい」と切り出した。

池下議員は各国の人口一〇〇万人当たりの臓器提供数を示し、日本の提供数が著しく少ないことを指摘した。その上で、前年八月の読売新聞の記事を示し、「問題は、不透明なあっせんを野放しにしてきたというところだ。背景に法の不備があると指摘されている」と岸田文雄首相の見解を尋ねた。

答弁に立った岸田首相は「東京都内のNPO法人が、公平かつ適正であるべき臓器のあっせんを無許可で行ったということが事実だとすれば、重大な問題であり、大変遺憾である」と述べた。首相はさらに、この時点で厚生労働省が海外移植の実態調査を行う方針を決めていた点に触れ、「調査の結果を踏まえ、関係省庁において臓器移植の課題も分析した上で、実効性のある対策を検討する」と語った。

「実効性のある対策」とは、どのようなものになるのか。

臓器移植法は、議員立法で制定されながら、時代や情勢に応じた見直しが十分に行われてこなかった経緯がある。池下議員は、問題の背景に「立法府の不作為」があると考えていた。

再び質問に戻った池下議員は「私は法の不備が一番大きな問題点だと思っている」と述べ、「議員立法で成立した臓器移植法だが、今まさに改正が必要な時期ではないか。岸田首相の見解を伺いたい」と改めて尋ねた。

これに対し、岸田首相はこう答えた。

「臓器移植については、国民の皆様に臓器提供に関する正確な情報を発信し、国内における臓器移植が適切に行われることが重要だと認識している。仮に今後、立法府において議員立法の（改正に向けた）議論がなされるとすれば、必要な協力を行っていきたい」

取材班からは虎走が委員会を傍聴しており、翌二八日朝刊の一面で首相の発言を報じた。

厚生労働省調査で分かった「五四三人」

首相が言及した厚生労働省の実態調査は、その後の二〇二三年四月から五月にかけて行われた。調査主体は厚生労働省の研究班で、移植医療に携わる国内の主な大学病院など二〇三医療機関の二八〇診療科に質問票を送り、全ての診療科から回答を得た。

六月に参院厚生労働委員会で報告された調査結果は、海外移植の広がりを示すものだった。

海外で臓器移植を受け、帰国後に日本国内で通院している患者は三月末時点で五四三人に上っていた。患者らの渡航先は、二五の国と地域に及んでいた。

以下に調査結果を詳しく記す。

移植の種別

生体移植四二人、死体移植四一六人、不明八五人

臓器別

腎臓二五〇人、心臓一四八人、肝臓一四三人、肺二人

患者の渡航先

米国　二二七人（腎臓五八人、肝臓三六人、心臓一三一人、肺二人）

中国　一七五人（腎臓一四〇人、肝臓三四人、心臓一人）

オーストラリア　四一人（いずれも肝臓）

フィリピン　二七人（いずれも腎臓）

ドイツ　一三人（肝臓二人、心臓一一人）

コロンビア　一一人（いずれも肝臓）

ベラルーシ　五人（いずれも肝臓）

インド　四人（腎臓三人、肝臓一人）

パキスタン　四人（いずれも腎臓）
スウェーデン　四人（いずれも肝臓）
カナダ　四人（肝臓一人、心臓三人）
ベトナム　三人（いずれも腎臓）
韓国　三人（腎臓二人、肝臓一人）
ブルガリア　二人（いずれも腎臓）
タイ　二人（腎臓一人、肝臓一人）
英国　二人（いずれも心臓）
以下は各一人：トルコ（腎臓）、カザフスタン（腎臓）、メキシコ（腎臓）、ブラジル（腎臓）、カンボジア（腎臓）、台湾（肝臓）、アルゼンチン（肝臓）、エジプト（肝臓）、イタリア（肝臓）
渡航先不明　七人（腎臓五人、肝臓二人）

調査結果で特に注目されるのは、患者の渡航先だろう。米国が多いのは、病院間で調整して正規に進める子どもの心臓移植などが行われてきたためと考えられる。

一方、フィリピンやパキスタン、ベトナム、ブルガリアなどは全て腎臓で、臓器売買が強く疑われる。海外での臓器売買では、貧しい人が二つある腎臓のうち一つを売るケースが多い。

中国も大半は腎臓で、不透明な生体移植が行われていた可能性は否定できない。

仲介団体は複数存在

厚生労働省の研究班は、これらの海外移植に仲介団体が関与していたかどうかについても聞いた。ただし、団体名は回答を求めなかった。

この結果、少なくとも患者二五人の移植に、四つの仲介団体が関与していたことが判明した。ＮＰＯ法人「難病患者支援の会」以外にも、海外移植を仲介する団体が存在することが改めてはっきりした。

多くの患者が自力で海外の移植ルートを開拓して渡航しているとは考えにくい。すなわち、医療機関が把握していないだけで、実際にはさらに多くのケースに仲介団体が関わった可能性が高い。

厚生労働省も、どのような仲介団体が実際にどんな活動を行っているかは把握できておらず、調査結果からは、仲介団体の把握や規制強化を進める必要性が浮かんだと言えよう。

取材班はこの間、NPO以外の仲介団体についても取材を試みている。

患者の小沢も連絡を取った東京・新宿に拠点を置く団体は、トルコ人のハッサンともつながりを持ち、二〇年秋頃、日本人患者をブルガリアに案内している。現地の病院で臓器移植を受けた患者は術後に容体を悪化させて死亡していた。ハッサンがドナーを手配し、生体移植が行われたとみられている。警視庁が一時、捜査を行っていたことはすでに触れた通りだ。

この団体を運営する男性の携帯電話に取材班の野口が連絡したところ、男性は一九八〇年代から三〇年以上にわたって海外移植に関わってきたと明かした。そして、ブルガリアの移植を最後に「活動をやめた」と語った。患者が死亡したことに責任を感じているとも述べたが、本当に活動をやめたのかどうかは不明だ。

一方、別の都内の会社役員は二〇〇〇年代に中国に拠点を置き、現地で日本人一〇〇人以上に臓器移植を受けさせたとされる。会社役員は取材に「渡航移植事業はもうやっていない」と話したが、ある元患者は「(会社役員の)仲介を受けて数年前に東南アジアで腎臓移植を受けた。費用は約一六〇〇万円だった」と話した。
この元患者は、取材した小峰と野口にこんな言葉を残している。
「海外移植の仲介はお金になるから、そう簡単にやめられないのではないか」

自民議連の提言

岸田首相が衆院予算委員会で「実効性のある対策を検討する」と表明したことを受け、自民党内でも議論が進んだ。二〇一六年に発足した「臓器移植を考える議員連盟」（会長＝田村憲久衆院議員）が二三年三月以降、海外移植の背景にある国内のドナー不足の解消策を中心に検討を重ねた。

議連は同年五月三一日、厚生労働省に提言を行った。

提言の核となったのは、病院で脳死可能性のある患者が出た場合に、国の許可を得た臓器あっせん機関「日本臓器移植ネットワーク（ＪＯＴ）」に早期に情報を共有する制度の創設だ。米国や韓国などはこうした情報共有を法律で義務づけ、ドナー数を伸ばしたとされる。

現在の日本の制度では、患者に脳死の可能性がある場合、医師が家族に臓器提供の選択肢を示すことになっている。だが、悲しみに暮れる家族に臓器提供を切り出す医師の心理的負担が重い上、臓器提供を行う場合はスタッフの確保などで病院の業務に影響が出るため、患者家族への選択肢の提示が十分に行われていない実情があると指摘されてきた。

議連が提言した情報共有制度ができれば、ＪＯＴの「臓器移植コーディネーター」が早くから院内の調整や患者家族の精神的ケアにあたり、ドナーの掘り起こしにつながる可能性がある。

議連はＪＯＴ側の受け入れ態勢が追いつかない可能性もあるとして、情報共有の「義務化」までは求めなかったが、専門家の一人は取材に「ＪＯＴのコーディネーターが早期に患者家族の支援などに入れば、特に臓器提供の経験が少ない病院にとっては後押しになる。国内のドナー数が数倍に増える可能性もある」と期待を寄せた。

提言にはこのほか、臓器移植に関する診療報酬の増額や、ＪＯＴの体制強化、臓器提供について家庭で話し合う機会を生むような啓発方法の検討などが盛り込まれた。

田村議員は提言文書を加藤勝信・厚生労働相に手渡すと、「（臓器提供する）多くの人の思いと、助かる命を、できる限りつなげていくことが必要だ」と語り、報道陣には

「何とか国内で患者を救えないかと、臓器提供が増える仕組みを提案した」と述べた。

早期共有を二〇二四年度に

厚生労働省はその後、議連からの提言内容を踏まえ、脳死可能性がある患者情報を、病院間で早期に共有する仕組みを二〇二四年度に導入することを決めた。

議連の提言は、病院とＪＯＴ間の情報共有だったが、同省はＪＯＴへの共有が早すぎると患者家族の感情を害しかねないなどとして、病院間での共有が妥当と判断したという。

新たな仕組みは、一九年度から行っている拠点病院と地域病院の連携事業の一環として導入される。同事業は拠点病院から地域病院に医師や看護師らを派遣するもので、二三年度は一七の拠点病院と約一五〇の地域病院が参加した。

これまでも、地域病院から拠点病院に助言を求める際などに、症状が重く脳死状態に陥る可能性がある患者情報を共有することがあったという。二四年度以降、そうした患者がいた場合の早期の情報共有を「原則」とした。

患者家族への接し方などについて、拠点病院が地域病院に適切な助言を行うことで、ドナー増につなげることを目指としている。

この連携事業については、二四年度から規模を拡充し、拠点病院を従来型の病院と「移植医療支援室（仮称）」を持つ病院に再編することも固まった。

脳死の可能性がある患者が出た地域の病院に、同室から医師や看護師、臨床検査技師らを派遣し、臓器のチェックやドナーの全身管理、臓器摘出手術まで一連の流れに携わる。脳死判定から臓器摘出まで一貫して人材不足の病院を支援し、脳死移植の増加につなげる狙いがある。

厚生労働省によると、臓器移植法の運用指針に基づいて脳死下の臓器提供が可能な施設は八九五か所（二三年三月時点）あるが、約半数（四五九か所）は臓器摘出までの体制が整っていない。集中治療医や看護師、移植医ら専門職の人材確保が難しかったり、経験や設備が十分でなかったりする医療機関が少なくないためだ。

こうした医療体制の脆弱さが、これまで患者や家族に提供の意思があってもかなわないケースを生んできたとされる。

維新の法改正案

自民党の議連や厚生労働省の動きとは別に、臓器移植法の改正に向けた動きもある。具体的な検討を進めているのは、二三年二月の岸田首相の答弁を引き出した池下卓衆院議員が所属する日本維新の会だ。

維新が二三年中にまとめた法改正案の骨子は、主に四つの点を軸にしている。

まず、法の「基本理念」に、不透明な海外移植が行われるべきではないことを盛り込む。移植用の臓器を自国でまかなうことを各国に求めた「イスタンブール宣言」を念頭に、国際的なルールを順守することを明確にするものだ。

二点目は、患者やその家族に対する医師の責務の追加だ。途上国などの海外移植では適切な医療を受けられない可能性があることや、臓器売買を疑われて帰国後に診療を拒否されるリスクがあることを、医師が患者やその家族に確実に説明するよう求める。患者が海外移植に必要な医療データをそろえたり、紹介状を書いたりしてもらうには、医師の存在が欠かせないことに着目した。

三点目は、刑事罰の強化だ。ＮＰＯが問われた無許可あっせん罪は、現行法で「一年以下の懲役もしくは一〇〇万円以下の罰金または併科」となっている。「刑罰が軽すぎるのではないか」との指摘があり、維新では、懲役三年以下、罰金三〇〇万円以下などに引き上げることを検討している。

四点目は、「医療機関による届け出義務」の創設だ。入院患者の脳死判定が行われる確率が高い場合、原則として厚生労働大臣（実際にはＪＯＴ）への届け出を義務化する。自民党の議連が提言した内容とほぼ同じものだ。

維新はこの法改正案について、臓器移植法が議員立法で成立した経緯から、自民党や志を同じくする他党の議員の協力を得て実現したいとしている。二三年中の国会への提出はかなわず、二四年の提案を視野に入れている。法案は議論の過程で修正される可能性がある。

第一〇章　口を開いた男

まだ接触できていない人物

ＮＰＯが臓器移植法違反容疑で警視庁に摘発され、国や国会が対策に向けて動き始めた中、取材班が一年以上追いかけてまだ接触できていない人物がいた。ＮＰＯと連携していたトルコ人コーディネーターのハッサンだ。

ハッサンは一九六四年生まれで、二〇二三年春時点で五八歳。一連の臓器売買疑惑の全容を知るキーマンだった。取材班の小峰翔はこの間、ＳＮＳを通じて本人にメッセージを送ったり、トルコにいる読売新聞の現地スタッフ（助手）を通じて取材を申し込んだりしていた。

実は、ＮＨＫが二三年五月に放送したクローズアップ現代「追跡〝臓器あっせん事件〟知られざる渡航移植の実態」に匿名のトルコ人男性が登場し、「中央アジア、中東、バルカン半島で移植を推し進めています」などと語っていた。話の文脈から、NHKが一歩先にハッサンに接触した可能性が高かった。

「連絡がつきさえすれば、取材を受けるはずだ」。小峰はそんな思いを強めていた。

六月初旬、藤原のもとに重要な情報が入った。

「ハッサンがトルコで逮捕された。やはり臓器売買の容疑が持たれているようで、本人と仲間の計一四人が一斉に摘発されたようだ」

事実であれば、各国で違法な臓器移植に関与してきた疑いのあるハッサンに対し、地元当局による捜査の手が伸びた可能性があった。

小峰がハッサンのビジネス向けSNS「リンクトイン」をチェックすると、しばらく更新が停止していた。別のSNS「テレグラム」のアカウントも、五月一九日を最後にオフラインが続いていた。

逮捕が報道されていないか、英語とトルコ語でネット記事を検索したところ、イスタンブール検察が違法な臓器移植に関与した容疑で一四人を拘束したとする記事がヒットした。トルコの有力通信社が五月一九日に流した短信で、虚偽の書類を用いて公的機関をだましたほか、一部の行為はトルコ国外で行われたと書いてあった。

容疑者の氏名は記載されていなかったが、人数や時期は情報と一致している。

小峰は事実関係を確認するため、トルコの助手に事情を説明し、手分けをして関係者に接触することにした。

トルコ検察・警察の関係者や、ハッサンの元同僚らに電話やメール、SNSで接触を試みた。また、一七年にハッサンを摘発したウクライナ当局や、ハッサンが過去に違法な臓器移植に関与した可能性があるブルガリアの当局にも連絡し、情報がないか探った。

そうして二週間が過ぎた頃、トルコの捜査関係者から、検察・警察当局がメディアに出した発表文を入手できた。一四人の名前や容疑の詳細は書かれていなかったが、一部の犯罪行為がウズベキスタンで行われていたことが確認できた。

ウズベキスタンは、菊池とハッサンが二一年に日本人患者を案内した国だ。小峰は「ハッサンが関与しているに違いない」と確信した。


釈放されたのか?

ところが、六月中旬、ハッサンのSNSの更新が再開された。アフリカ・ルワンダの大統領への支持をうかがわせる内容だった。なぜルワンダなのかといった詳しい記載はなかったが、更新再開はハッサンがすでに身柄拘束されていない可能性を示唆した。

釈放されたのか、それとも、そもそも逮捕されていないのか……小峰はしばらく考えた後、思い切った策に出た。前年六月のトルコ出張時に知り合った地元記者のイルハンに連絡を取ることにしたのだ。

イルハンは二〇一七年にハッサンがウクライナで逮捕されたことを報じた記者だ。一年前の小峰の取材では、予想に反してハッサンを擁護する発言を繰り返し、親しい間柄であることが判明していた。

イルハンに連絡すれば、こちらの動きがハッサンに筒抜けになる可能性は高い。だが、小峰は「もう、ひそかに情報を集めている段階ではない」と判断した。

小峰がイルハンのSNSに「ハッサンにインタビューをしたい」とメッセージを送ると、「最近は連絡を取っていないが、できる限りのことはしよう」と返信があった。記者として心が通じるところがあったのだろうか、そのわずか二時間後には「ハッサン本人と連絡が取れた。『あなたに電話する』と言っていた」と連絡があった。

この機を逃すわけにはいかない。小峰はイルハンに礼を伝えると、いつハッサンから電話が来てもいいように、現地が夜になる日本時間の朝方まで寝ずに待った。

だが、電話は鳴らなかった。

次の日、イルハンに「ハッサンは拘束されたと聞いたが、何か知っているか」とSNSで尋ねた。イルハンからは「全員釈放された。何の問題もない」とだけ返信があった。この日もハッサンからは連絡がなかったため、小峰は翌日、テレグラム以外のハッサンの連絡先をイルハンに聞いた。イルハンは別のSNS「ワッツアップ」の番号を提供してくれた。

小峰はワッツアップを通じ、英語でハッサンにメッセージを送った。「あなたは日本の患者や仲介者の間で知られた存在だ。インタビューに応じてくれないか。トルコでも、どこにでも行く」。スマホに目を落とすと、「既読」マークがついたが、待てども返信は来なかった。警戒されているようだった。

小峰はその日から、急な電話を逃すまいと、トルコが日中となる日本の夜間は地下鉄に乗ることを避けた。勝負所だと思い、予定をしていた取材懇談は全て延期した。しかし、ハッサンからの連絡はないまま、さらに数日がたった。

今度は、トルコ人の助手を通じて、トルコ語でメッセージを送ることにした。すると、ついに返信があった。

「日本人は信用できない」――五月にNHKで放送された内容に不満を持っているのかもしれなかった。

小峰は助手と相談し、これまでの取材結果を中途半端に質問することは、ハッサンの口をさらに固くすることになると考えてやめた。そのかわりに、助手が定期的にハッサンに連絡してたわいもない話をしたり、「休暇だ」と言われればその間はメッセージを送るのを控えたりして、警戒感を解くことに力を注いだ。

これが功を奏したのか、六月下旬、ハッサンは突然、「対面取材を受け入れる」と連絡してきた。同時に、「数週間前に一時拘束されたが、無実だから釈放された」とも主張した。

小峰は早速、自席のある本社一〇階の社会部分室から九階の社会部に降りると、デスクの佐藤に「ハッサンが取材を受けると言っている」と伝えた。佐藤はそのまま、早坂の後任として社会部長に就いていた竹原興（53）に相談した。竹原は席を立ち、編集局幹部から口頭で了承を取った。あっという間に海外出張の許可が下りた。

一週間後、休暇を終えたというハッサンから助手にメッセージが入った。

「七月一七日にイスタンブールに戻ったら取材に応じる。取材に応じるのは、恐れることがないからだ。全てを話そう。世界は違法な移植にあふれている。恐れることなく書けるのか?」。挑発的な言葉に、小峰は「恐れることなく書けるさ」と思いながら、一八日を取材希望日と伝えた。

罪状はやはり臓器売買

ハッサンへの取材に向け、ネットで情報収集を続けていた小峰はこの頃、イスラエル当局の起訴状とみられる英語のPDFファイルを発見した。そこには、犯罪グループの協力者として、ハッサンの名前があった。

日付は二〇一六年一二月二五日。被告としてイスラエル人らしき三人の名前が並んでいる。罪状はやはり臓器売買だった。

小峰がイスラエル駐在の特派員を通じ、現地の司法関係者から起訴状を取り寄せると、全く同じものと確認できた。

起訴状によれば、犯罪グループはイスラエルの移植支援会社で募った患者をトルコやフィリピン、ブルガリアなどの病院に案内し、少なくとも一四件の違法な腎臓移植を繰り返していた。ドナーはウクライナやロシア、アゼルバイジャン、カザフスタンなど旧ソ連圏から集めていた。
ハッサンは一四件のうち四件に関与し、主に次のように指摘されていた。
▽一五年一〇月にブルガリアでウクライナ人ドナーの腎臓が移植された事件で、患者がトルコに滞在中、術前の健康診断に付き添った。
▽一六年三月にフィリピンでウクライナ人ドナーの腎臓が移植された事件では、トルコで患者とドナー候補の適性検査を担当。その後、手術候補地だったブルガリアで患者から二万ドル（約二八〇〇万円）の提供を受けた。
▽一六年一〇月頃にトルコでアゼルバイジャン人ドナーの腎臓が移植された事件では、ドナーと患者に対し、二人が職場の知り合いと偽った話を作り、倫理委員会の審査に向けて暗記するよう指示した。

グループの首謀者は「ボリス」というイスラエル人だった。一五年五月に起訴されたが、前年にイスラエルを出国し、アルバニアに滞在しているという。

ボリスは複数の外国メディアに臓器売買事件の中心人物として報じられ、コソボやシリア難民の臓器売買にも関与したと伝えられていた。国際刑事警察機構（ＩＣＰＯ）のサイトで国際手配の有無を調べると、ロシアから人身売買容疑で身柄拘束を求める「赤手配」の要請が出されていた。

「臓器売買の『大物』が操るネットワークに、ハッサンが関与していた。日本のＮＰＯも国際的な臓器売買網に組み込まれていたということではないか」。小峰はそうした見方を強めていった。

現れた、恰幅の良い男

七月一六日夜、小峰は羽田空港からイスタンブール行きの航空機に搭乗し、一七日早朝、イスタンブールに降り立った。取材日時は翌日の午後三時だ。場所は、安全面を考慮し、人目の多い商業施設内のイタリアンレストランを指定した。

待ち合わせ三〇分前の一八日午後二時半過ぎ。ランチの時間帯を過ぎていたこともあり、レストランは半分程度が空席だった。

店はテラス席を用意してくれていたが、イスタンブールの日差しは同時期の東京くらい強い。暑さを理由に取材を打ち切られたり、集中力が途切れたりする心配があるため、丁重に断った。助手と打ち合わせ、最初はテーブル席にし、際どい質問にかかる頃に個室に移動することにした。

予定時刻ちょうどの午後三時。恰幅のいい男が現れた。

「ハッサンだ」

何度も見た録画通りの外見だった。初対面とは思えない。ピンク色のポロシャツ姿のハッサンとあいさつを交わすと、英語で「私は日本で有名なのか」と冗談を飛ばした。

小峰は途中で席を立たれるのを防ぐため、入り口に近い位置に座った。その意図を見透かすように、ハッサンは「途中で逃げたりはしない。全て話す」と余裕たっぷりに言いながら、奥の席に座った。

小峰は英語で直接ハッサンとやりとりを始めた。最初に訪日経験を聞いてみると、ハッサンは「残念ながらない。行きたいが、今は怖い」と、茶目っ気を見せて笑った。

ハッサンは、北欧のビールとサラダを注文すると、「経歴を話そう」と自ら話し始めた。

本人の話によると、トルコの名門イスタンブール大学医学部を卒業後、地元の化粧品会社などを経て、アゼルバイジャンやジョージアで製薬会社などの経営に携わった。再びトルコに戻ると、移植医療で有名な病院「フローレンス・ナイチンゲールホスピタル」に勤務し、国際部門の責任者を務めた二〇一一年以降、肝臓移植四〇件、腎臓移植三〇件以上に「コーディネーター」として関わったという。

医療ツーリズムの専門家として、北マケドニアなどのバルカン半島や、カタールやクウェートといった中東などで約一五回の講演実績があるとし、「私はトルコの臓器移植の宣伝を最初に始めた人物だ」と誇った。

ビールを追加で注文したハッサンはさらに、「人工心臓の移植のため最初に海外から患者を連れてきたのも私だ。請求書は、トルコ医学史上最高額の五〇万ドルだった」と話した。一三年に別の私立病院に移った後、翌一四年頃に独立し、臓器移植を希望する患者を海外からトルコに連れてきて病院につなぐコーディネート事業を本格化させたという。

トルコでそうした事業が成り立つ背景には、親族間だけでなく、友人間による臓器移植が法的に認められていることがある。警察や医師、地方行政幹部らで構成する倫理委員会が、ドナーと患者が用意した書類の真偽を確認したり、関係性を尋ねたりする面接を実施する。審査は決して甘いわけではなく、ドナーと患者の経済事情や、雇用関係の有無、夫婦なら結婚してどれくらいの期間が経過しているかや、同居の事実があるかどうかなどを一つずつ確認するのだという。

ハッサンに対し、これまでに受け入れた患者の国籍を聞くと、中央アジアや中東、アフリカ、南アジアなどの幅広い国を挙げた。「二〇〇例を超す臓器移植に関わった。多くの患者が今も私に感謝しているし、依頼が来ることもある」と強調した。

「非合法でも、書類で合法になる」

小峰からも質問を始める。まず、臓器売買に関与した疑いで二〇一七年にウクライナ当局に逮捕された事件について聞いた。

事件では、ハッサンはトルコとフィリピンで行われた三件の違法な移植を主導し、患者とウクライナ人ドナーの関係を友人と偽るよう指示したほか、偽造文書の作成にも関与したとされた。これに対し、ハッサンは「私は無罪だ。（手術で）亡くなった患者の一人がウクライナ司法省職員の父親で、恨みを買い、『臓器売買のマフィア』とでっち上げられた」と語った。

ハッサンの言葉は徐々に怪しさを増していく。

「率直に話すと、私はドナーと患者の関係は一切、裏付けを取らない。ドナーの身元を示す書類が本物であろうと偽物であろうと、私には関係ない」

患者とドナーが互いの関係を偽ったり、偽造した身分証を利用したりしても、自分には関係がないのだという。

それは犯罪行為に対して「見て見ぬふり」をすることではないか。小峰の訝しげな表情に気づいたのか、ハッサンは「批判したいのかも知れないが、それは私の問題ではない。患者の問題であって、手術の妥当性を判断する倫理委員会の責任だ」と言葉を強めた。

さらに「正直に言うと……」と前置きし、こう続けた。

「あなたとドナーが親族であることを示す書類があれば、それだけで十分だ」

「患者がアラブ人であるならば『ドナーはアラビア語を話せるアラブ人でなければいけない』と助言する。ロシア語圏の出身者なら倫理委員会に承認されないからだ」

ハッサンによれば、患者とドナーの関係を正当なものに見せかける具体的な手口はこうだ。

患者やドナーは通常、出生証明書や婚姻証明書といった文書を用意し、これを自国の外務省に提出して、正規の公文書であることを示す「アポスティーユ」（証明）を得る。この際、ロシア語圏や中東、アフリカ、南アジアの一部の国では、職員に一〇〇〇～二〇〇〇ドルの賄賂を渡し、虚偽の書類にアポスティーユをつけてもらうのだという。

アポスティーユがあれば、ハーグ条約（外国公文書の認証を不要とする条約）に加盟する国では、その書類が正規の公文書として扱われる。つまり、虚偽書類にアポスティーユをつけた「本物」の書類を倫理委員会などに提出し、患者とドナーの関係を「親族」などと偽るのだという。

ハッサンは「にわかには信じがたいかもしれないが、これが現実だ。ドナーと患者が非合法の関係でも、書類上で合法となる」と語った。

さらに、ハッサンはこうも語った。

「あなたが少し賢い患者なら、SNSでとても簡単にドナーを見つけることができる。中国、ベトナム、ウクライナ、アラブ諸国、カザフスタン、ルーマニア、ブルガリア……どこでだって見つけられる。国ごとに値段は違う」

ハッサン自身がドナーをSNSで見つけた経験はないのかと小峰が聞くと、ハッサンは「ない。それは犯罪だ。一度でもそんなことをすればトルコ警察に捕まる。やつらは、私の携帯電話を盗聴している」と否定した。

一方で、「私の経験上、トルコや欧米も含む世界中の臓器移植の五〇％は、合法を装った虚偽の移植だ。五〇％のドナーは合法的なドナーではない」と語った。

病院関係者と良好な関係を保つ秘訣も、こう明かした。「多めにお金を払うことだ。正規の手術費が九〇〇〇ドルだとすれば、二万五〇〇〇ドル払う。ポケットに入れる人もいるだろう。取り分は知らないが、賄賂ではない。みんな私のことが好きだ」

小峰の脳裏には、「この世界は、どこの国に行こうが袖の下（賄賂）なんですよ」「チップで（移植の）順番を入れ替えることも当たり前にやっている」と患者の小沢克年に話していた菊池の顔が浮かんだ。

何人の日本人に関与したか

いよいよ日本人患者の移植について聞こうとした小峰に対し、ハッサンはこう語った。

「私は二一年夏にあらゆる医療ツーリズムの手配をやめた。偽物の書類を持っていた場合、自分も拘束されるリスクが高いからだ」

小峰はあっけにとられた。取材班はハッサンが二一年一二月にキルギスでの移植に関与し、その後も少なくとも二二年夏まではＮＰＯの菊池とスリランカでの移植を計画していたことを録音・録画記録を通じて確認していたからだ。

小峰が「二一年夏以降は、一件も手配をしていないのか」と聞くと、ハッサンは再度、「ない」と答えた。

目の前の男は、平然とウソをついている。小峰は、ハッサンが誠実に答えるつもりはないのだと確信した。

小峰「では、これまでに何人の日本人患者の臓器移植を手配したのか」
ハッサン「直接的にはない。間接的に、ブルガリアで二件あるだけだ」

ハッサンが認めた「二件」は、二一年四月の腎臓移植だ。取材班はすでに、東京都内在住の六〇歳代男性と神奈川県在住の五〇歳代男性がそれぞれブルガリアで腎臓移植を受けていたことを把握している。

ハッサンによれば、この二件の腎臓移植では、病院に頼まれ、日本人患者の手術代をＮＰＯの菊池から現金でいったん受け取り、病院に送金するという「中継役」を務めた。

それが「間接的に」と述べた理由だという。二件とも生体移植で、いずれもウクライナ人がドナーだったと認めた。

だが、ブルガリアの法令では、非親族間の生体移植は違法だ。

小峰「なぜ日本人患者が、非親族のウクライナ人ドナーから腎臓をもらえたのか」

ハッサン「一〇〇%の確証はないが、病院のコーディネーターが何らかの調整を行ったと思う」

小峰「患者とドナーの関係性を親族に変えないといけない」

ハッサン「そうする書類が必要だ」

小峰「ウクライナ人が、ブルガリアまで来て日本人に無償で臓器提供する理由はない」

ハッサン「そうだ。本当のドナーでなければ、報酬の問題が間違いなく生じる」

ハッサンは、臓器売買の可能性を否定しなかった。小峰にはもはや、訴追リスクを避けるために「臓器売買」という言葉を使わないだけで、ドナーへの報酬の支払いを伴うことが「暗黙の了解」になっているように思えた。

NPOの菊池に協力した理由について、ハッサンは「病院側が『菊池は毎年二〇〜三〇人の患者を連れてくると約束した』と言った。一人につき五〇〇〇ドルもらえるとすれば、単純計算で毎年一〇万ドルを訳なく稼げる。だから協力した」と答えた。ただ、現実には菊池がそのような数の患者を連れてくることはなかった。

小峰「菊池と最後にやり取りしたのはいつか」
ハッサン「二年前（二〇二一年）のウズベキスタンだ」
小峰「菊池があなたに協力を依頼し、日本人患者とウズベキスタンに来た」
ハッサン「そうだ」
小峰「ドナーは？」
ハッサン「ウクライナから来た。菊池に書類の提出を依頼した」
小峰「その意味するところは、患者とドナーが親族関係だと偽装する書類か」
ハッサン「そうだ。だが、菊池は（書類を）用意できなかった。彼は患者もドナーも連れてきたが、病院は二人の国籍が違うことを警戒し、受け入れなかった。すると、菊池は『病院にもっとお金を払ってくれ』と頼んできた」

ハッサンは、病院関係者に金を渡すことを菊池も知っていたと述べた。移植を承認してもらうため、お金で解決を図ろうとしたというのだ。

ハッサンによると、結局のところ、海外のコーディネーターや病院にとって日本人は「金払いのいい客」で、米国やイスラエル、ロシアの患者などと同様に、必要経費以上の金額を請求されるという。

ただ、ハッサンはあくまでも自分は「伝聞情報」しか知らないという立場を崩さない。ガードは固かった。

インタビュー開始から二時間が経過し、さらに踏み込んだ事実関係を聞く必要がある。小峰は「気分転換をしよう」とハッサンに声をかけ、事前に予約していた店内奥の個室へと移動した。

さらに追及

奥の部屋は、学校の教室二つ分くらいのスペースにソファや椅子がいくつも並ぶ瀟洒な空間だった。近くのモスクのスピーカーから、礼拝の呼びかけ（アザーン）が大音量で流れ始めた。終わるのを待っていると、ハッサンがカバンから数枚の資料を取りだした。トルコ当局の捜査や、ウクライナの裁判に関わる書類だった。事前に探りを入れたことへの回答らしい。

ハッサンはやはり二三年五月に検察・警察当局に拘束されていた。ハッサンは不満げに、しかし自信たっぷりに口を開いた。

「検察は、我々を臓器売買容疑で拘束した。ウズベキスタンも捜査協力をしたが、違法なことは見つからなかった」

ハッサンの説明や、その提供資料によると、イスタンブール検察・警察が五月半ば、臓器売買に関与した疑いがあるとしてハッサンを含む計一四人を拘束した。臓器移植を希望する外国人のために公的機関に虚偽の書類を示し、不正に手術の承認を得ようとしたなどとする容疑だった。

患者とドナーの国籍や臓器売買の金額は明らかにされていないが、一部の行為はウズベキスタンで行われた。容疑者の中には、一七年のウクライナの事件でハッサンと共に逮捕された医師も含まれていた。

「臓器売買に関与した嫌疑が強く、逮捕の必要がある」と主張した検察側に対し、イスタンブールの裁判所は証拠の追加提出を要請していた。ハッサンらに対しては、身柄の拘束を解いたものの出国禁止の措置を取り、毎週月曜日に最寄りの警察署に出頭するよう命じていた。

ハッサンからそうした説明を受けた後、小峰は「キルギスでの日本人の移植について聞きたい」と切り出した。同時に、「私もここに行ってきた」とキルギスの病院の写真を示した。

すると、ハッサンは「二一年夏に移植の手配をやめた」とする前言をあっさりと覆し、キルギスの移植への関与を認めた。突きつけられた情報や確度に応じて、話す内容を変える魂胆のようだった。

ハッサン「その写真は、キルギスのビシケクの病院だ」
小峰「ここを訪れた菊池と患者に話を聞いた。あなたが病院を手配したと言っていた」
ハッサン「そうだ。正しい」

ハッサンは、腎臓移植を受けた患者の本田麻美のことも、ウクライナ人ドナーのエレナのことも覚えていた。

キルギスでも非親族間の生体移植は違法で、私立病院での臓器移植手術も認められていない。そう指摘すると、ハッサンは現地の法令の存在を認めた上で、「政府が私に特別な許可を出した」と言った。かねてキルギス保健省に働きかけを行ってきた結果、この私立病院を薦められたのだという。

だが、「特別な許可」などというものがありうるのか。「本当に許可が出たのか」と小峰が追及すると、ハッサンは再び前言を翻し、「病院のオーナーが『全ての許可を得た』と言ったんだ。書類の準備や責任は全て病院のオーナーにある。それを確認するのは私の仕事ではない」と言った。

キルギスでは当初、インド人の医師を執刀医として手配していた。だが、この医師は現地の乏しい医療機器と医療チームの態勢を知り、執刀を拒んだという。このため急遽送り込まれたのが、本田の手術を執刀したエジプト人医師だった。

医師が執刀を躊躇するような医療環境は、誰が見ても正常ではない。こうした経緯がきちんと説明されていれば、本田は手術をやめることができたかもしれない。

小峰「劣悪な状況を事前に把握していたはずだ」
ハッサン「知っていた。だから、医療機器をトラックでトルコから運ぶなど、あらゆることをした」
小峰「医師でもあるあなたの最優先は、患者の安全の確保ではないのか」
ハッサン「その通りだ。私も最終的に不安が拭えず、キルギス政府に継続できないと伝えた。合併症や何かが起きれば、患者が死亡する恐れがあった」

苛立つハッサン

本田は、手術後に重篤な状態に陥ったにもかかわらず、病院からホテルの客室へと運び出されていた。これについて、ハッサンは「病院のオーナーが、患者（本田）が死んだら法的問題になると恐れ、ホテルに移した。オーナーは金しか考えていない最低なヤツだった」と述べた。

本田はウズベキスタンを経由して日本へ帰国した際、医師から「帰国が遅れていれば死んでいたかもしれない」と告げられた。容体は悪く、移植した腎臓は緊急手術で摘出を余儀なくされた。調整役、そして医師として、この結果をどう受け止めているかと尋ねると、ハッサンは苛立った。
「私に責任があると言うのか？　私は手術の最終許可を出していない。菊池側と病院が勝手に始めたんだ。私に責任は一切ない！」
空気が張り詰める。ハッサンは前傾姿勢になり、眉毛をつり上げて小峰をにらみつけた。
小峰は一瞬、恐怖を感じながらも、「ここでひるむわけにはいかない」と自らを奮い立たせた。「あなたの立場は理解した」とハッサンをなだめながら、次の質問に移る。
小峰「本田のドナーは誰がリクルートしたのか。あなたが連れてきたのではないか」
ハッサン「どうやって私が本田のドナーを連れてくるんだ。ドナーには一切関与しないと言ったはずだ。連れてきたのは、菊池じゃないか？」
小峰「ドナーは約一万五〇〇〇ドルを受け取ったと話している」
ハッサン「一万五〇〇〇ドル？　何の金だ」
小峰「腎臓提供の対価だ」
ハッサン「誰が払ったのか」

小峰「ドナーは周囲に『ハッサン側からもらった』と話している」
ハッサン「それを信じるのか？　そんなことをすれば、誰であろうと犯罪だ。だからドナーには関与しないんだ」
小峰「では、なぜドナーがそういう発言をしたのだろうか」
ハッサン「わからない。菊池側が、聞かれたらそう言うように指示したのかもしれない」

ハッサンは大きくかぶりを振って、「理解できない」といった表情を見せた。小峰は、さらに質問を続ける。

小峰「あなたは、本田のドナーが本物の親族ではないと明確に認識していたはずだ」
ハッサン「当然だ。わからないほど、愚かではない。菊池はたくさんの患者を連れてきたいと言ったので、『しっかりしたドナーがいないのに、どうやってそんな大勢の患者を連れてくるのか』と聞いた」
小峰「本田のドナーについては、偽造パスポートも用意されていた」

ハッサン「偽造パスポートのことはスタッフから聞いた」
小峰「あなた方が作ったのではないのか」
ハッサン「日本のパスポートを見たことがある。（精巧なので）あれを作るには芸術家にならないといけない」
小峰「菊池が日本人患者の公的書類を郵送してきたことはないか」
ハッサン「一度だけある」

ハッサンは二一年一二月のキルギスの件で「本当に腹が立った」とし、これを最後に菊池と「連絡を取っていない」と説明した。そして、「キルギスに限らず、移植の手配も、医療ツーリズムも一切やめた」と付け加えた。

しかし、ハッサンと菊池は二二年に入って以降も、スリランカでの移植などについて繰り返しオンラインでやりとりしている。

小峰は「二二年五月と六月に菊池とオンライン会議をしている」と指摘したが、ハッサンは「覚えていない」と主張した。小峰は、会議の内容を英字に起こした文書をハッサンに渡し、「記憶を呼び起こしてほしい」と求めた。

文書には、キルギスで手術を受けられなかった日本人患者三人分の「ドナー費用」が計四万五〇〇〇ドルで、NPOからハッサンに支払い済みであることなどが記載されている。小峰は「さすがに認めるのではないか」と期待したが、ハッサンは「本当に覚えていない」と繰り返した。

「手術前にお金をもらうことはないから、起こりえない。文字起こしのミスではないか」とも捲し立てた。

開始から五時間五六分

照明をつけていなかった部屋は、暗くなりかけていた。窓の外のモスクの輪郭もぼやけてきた。もう、ハッサンがいつ席を立ってもおかしくない。

小峰は「あと数問」と言って、「イスラエルのケースについて聞きたい」と尋ねた。ハッサンは顔色を変えずにうなずいた。

国際的な臓器売買グループを摘発したイスラエル検察の起訴状には、ハッサンが二〇一六年九月頃、トルコの倫理委員会の承認を得るためドナーと患者に互いの関係を偽装するよう指示した、とあった。

ハッサンは「客から『倫理委員会は何を聞いてくるのか』と聞かれて助言することはあるが、犯罪ではない」と反論した。

首謀者のボリスは、人身売買容疑で国際手配されている大物だ。ハッサンは、ボリスからの依頼で、患者が倫理委員会から承認を得ることを手伝ったり、患者のホテルや医療検査を手配したりしていたことを認めた。ただ、ボリスがコソボなど複数の国で臓器売買に関与したなどとして国際手配されたことを知って以来、協力をやめたという。

「私は彼のグループのメンバーではない」。ハッサンはそう主張した。

小峰が取材の最後に、違法な臓器移植がなくなる日が来るかどうか私見を尋ねると、ハッサンは「決してない」と、四度も続けて口にした。

ハッサンは米国の著名人らの名前を挙げて、「裕福な人々を中心に、金を払って臓器移植を受けようとする人々はいる」と述べた上で、「日本政府も、世界保健機関（WHO）も、誰も止められない。止める権利もない」と言い切った。

「NPOの菊池がこの世界から去っても、ほかの誰かが取って代わるだろう。需要があれば、市場がある」。ハッサンは最後にそう話した。

インタビューは終わった。家まで送ると提案すると、ハッサンは首を横に振り、歩いて店を出た。小峰が手元の時計に目を落とすと、インタビュー開始から五時間五六分が過ぎていた。

警察・検察当局への取材

《臓器あっせん　トルコ人仲介者を捜査　現地当局　売買関与の疑い》(七月二〇日朝刊一面)

《臓器あっせん　仲介トルコ人　ドナーに金「関与せず」》(同社会面)

小峰はハッサンのインタビュー内容をすぐに原稿にまとめた。記事は七月二〇日朝刊の一面トップと、社会面トップで掲載された。同じ日の三面では、日本に残る吉田や虎走らが、ハッサンやボリスを含む国際的な臓器売買ネットワークについて長尺の記事を出した。

小峰のトルコ出張はここで終わらなかった。ハッサンが拘束された事件について、警察・検察当局への取材を試みたのだ。

電話などでいくら申し込んでも当局のアポは入らなかった。そこで、小峰は直接、役所の庁舎を訪れ、幹部への取材を申し込んだ。すると、捜査幹部の一人が取材に応じた。

ハッサンに会った二日後の七月二〇日のことだ。

イスタンブール市内で会った捜査幹部に対し、小峰はハッサンとＮＰＯが関与した移植の実態について詳しく説明した。日本でＮＰＯの菊池が逮捕・起訴されていることも伝えた。

メモを取りながら静かに聞いていた幹部に対し、小峰が「事件の発表文は見たが、もう少し説明をお願いしたい」と頼むと、幹部は「いつまでトルコにいるんだ」と尋ねてきた。三日後には出国予定だったが、「この後でも明朝でも夜間でも構わない。翌週であれば、フライトを変更する」と言うと、幹部はうなずいた。「二四時間以内に何とかしよう。私には次の予定があるので、今日はここまでだ」

それから一時間もしないうちに連絡が来た。事件を直接担当する捜査関係者が明朝、取材に応じるという。

翌二一日午前九時、指定された場所に現れた捜査関係者は「残念ながら捜査中の案件で詳細は話せない。情報を漏洩すれば、私も罰せられる」と素っ気なかった。

それでも、面会に応じてくれた以上、チャンスはあるはずだ。小峰が再び、一年半にわたる取材で明らかにしたＮＰＯとハッサンに関する事実を示す。捜査関係者にとっても、ほとんどは初めて耳にする情報だったはずだ。やがて、捜査関係者はぽつりぽつりと語り始めた。

それによると、ハッサンが一時拘束された事件では、情報提供の電話を端緒に、トルコの検察・警察当局が関係者の通話、通信、SNSの記録、口座や資産状況を捜査していった。その結果、拘束した一四人のうち、積極的に関与したのは六人で、その中でもハッサンが首謀者とみられることが判明した。

これまでの捜査では、トルコやウズベキスタンなどで、約一〇件の違法な臓器移植が行われた疑いが浮かんでいるという。違法な移植を受けたのは外国籍の患者らで、トルコの公的機関に虚偽の書類を示してドナーの身元を偽るなどしていた。

捜査関係者は「患者もドナーも犯罪になる」と語った。手術時期や、患者とドナーの国籍については「捜査中で明らかにできない」と繰り返したが、「日本人は含まれていない」と明かした。

小峰は、捜査関係者から求められ、二二年八月の読売新聞の記事や、ハッサンについて記載のあるイスラエル当局の起訴状などを提供した。

「日本の仲介団体や患者とハッサンの関係についても確認したい」。捜査関係者の前向きな言葉に、小峰は「来たかいがあった」と思った。
七月二二日の読売新聞には、小峰が書いた次の記事が掲載された。

《臓器あっせん　違法な移植10件関与か　現地当局　仲介トルコ人「首謀者」》
【イスタンブール＝小峰翔】臓器あっせん事件で摘発されたNPO法人「難病患者支援の会」（東京）と連携していた「移植コーディネーター」のトルコ人男性（59）について、トルコの捜査関係者は21日、本紙の取材に「複数国で約10件の違法な臓器移植に関与した疑いがある」と明らかにした。トルコ当局は5月に男性を含む14人を一時拘束しており、男性が「首謀者」とみている。
取材に応じた捜査関係者によると、トルコ検察・警察当局は、日本の臓器あっせん事件とは別途、捜査を行っている。これまでの捜査で男性らの口座記録や資産状況、メールやSNSの記録などを分析。他国の協力も得て調べた結果、男性らがトルコとウズベキスタン、さらに別の国で計約10件の違法な移植に関与した疑いが確認された。
違法な移植を受けたのは外国籍の患者らで、トルコの公的機関に虚偽の書類を示し、ドナーの身元を偽るなどして行われた。14人のうち男性を含む6人が積極的に関与したとみられる。手術時期や、患者とドナーの国籍などは「捜査中のため明らかにできない」としたが、日本人患者は含まれていないという。

男性はＮＰＯに対し、日本人患者が移植を受けられる海外の病院を紹介したり、執刀医を手配したりしていた。捜査関係者は「（男性と）日本の仲介業者や患者との関係についても確認したい」と語った。

男性は臓器売買に関与した疑いで２０１７年にウクライナ当局に逮捕された過去を持つ。18日の取材に「日本人患者の移植に3件関わった」とした上で、トルコ当局の捜査について「証拠がないために釈放された」と述べていた。

（二〇二三年七月二一日朝刊社会面）

第一一章　刑事裁判

初公判で無罪を主張

臓器移植法違反で起訴されたＮＰＯ理事長の菊池仁達は、二〇二三年四月に東京地裁に保釈請求を行ったが、却下された。身柄を拘束されたまま、六月三〇日に同地裁で初公判が開かれた。

海外での臓器移植の実態はどこまで明らかになるのか。霞が関の東京地裁の前には、朝から傍聴券を求める報道関係者や患者らが列を作った。

裁判の取材は社会部の司法クラブが担当するが、長くＮＰＯを取材してきた取材班からも藤原聖大ら三人が法廷に入り、傍聴した。

午前一〇時、四二九号法廷に現れた菊池は、チェック柄のシャツに黒のズボン姿で、傍聴席で知人の顔を確認すると、笑顔で会釈して着席した。

検察官が起訴状を朗読する間は、証言台の前に立ち、手を前に組んで首をかしげたり、小さくうなずいたりしていた。

馬場嘉郎裁判長に認否を問われると、菊池はよどみなく「起訴事実はおおむね間違ってございません。合っています」と答えた。

これまでの取材に、菊池は無許可あっせんの事実を強く否定していたことから、傍聴席の藤原は「どういうことなのか」と一瞬、戸惑った。

だが、続いて弁護人が「臓器移植のあっせんは行っていない」と予想通り、無罪を主張した。

その直後だった。突然、「申し上げておきたいことがあります」と甲高い声を上げた菊池は、裁判長の許しを得ることもなく、「活動を始めて一七年たつが、一〇〇人近くの命を助けてきました。一度も仲介やあっせんをしたことはありません」と語り始めた。「日本で移植ができない人を助けたいと思ってきた。私は無罪」。菊池はそう一転して起訴事実を否認した。NPOの活動はあくまでも「患者の支援」で、臓器移植法が禁じる「臓器あっせん業」には当たらないと主張した。

さらに、「海外での臓器配分は、その国の公的機関が行います。日本の厚生労働大臣が関与することはない」と持論を展開し、「次回（の公判で）、NPOの活動を微に入り細にわたり明らかにしたい」と述べて「独演」を締めくくると、被告席に戻った。

新たな事実も

法廷では、取材班が初めて知る事実も明かされた。

検察側の冒頭陳述によれば、一九年一二月、当時、NPOの理事長だった菊池の息子が、厚生労働省のヒアリングを受けていた。この際、同省の担当者から「死体から提供される臓器をあっせんする場合、海外へのあっせんも含めて許可が必要となる」「NPOの行為はあっせん業にあたると考えられる」と告げられており、その内容は後日、父親の菊池に伝えられていた。

菊池は息子に「死体ドナーによる臓器移植の患者募集には許可が必要で、法律違反の恐れがあるから、顧問弁護士に相談して逐条解説を調べてほしい」と求めていた。この事実から、検察側は「被告はNPOの行為が違法だと認識していた」と主張した。

二一年一〇～一一月には、NPOの活動に興味を示した医師の井上雄二が、自らの顧問弁護士の見解として、NPOの活動が違法となる可能性を菊池に伝えていた。菊池が井上医師や弁護士、大学教授らと行ったオンライン会議でも、NPOの活動が「あっせん行為にあたり、違法となる可能性がある」と懸念の声が上がっていた。

初公判は一時間弱で終了し、読売新聞は夕刊の一面と社会面で詳報した。

菊池が法廷でどのような主張をするか、NPOに移植の仲介を依頼した患者たちも注目していた。

藤原は傍聴を終えると、患者の本田麻美と小沢克年に電話を入れた。

キルギスで生体腎移植を受けた本田は、帰国後、入退院を繰り返している。この日も体調が優れず、法廷を訪れることはできなかった。藤原が菊池の様子を伝えると「真実を話そうという気はないのかしら。私はこんな体になってしまったのに……」と悔しそうに話した。

一方、キルギスで手術を受けなかった小沢は「反省する気はないのでしょう。まあ彼（菊池）らしいといえば、彼らしい」と淡々としており、「検察官からの質問にどう答えるのか注視したい」と語った。

二人は法廷に来られなかったが、傍聴席には、共にキルギスに渡った神奈川県内の五〇歳代男性の姿があった。男性は法廷でも臆することなく持論を展開する菊池の様子に、

「逮捕、起訴されても、何も変わっていないね」とあきれた。

男性はキルギスから帰国後、スリランカでの移植を模索していたが、二二年八月七日の読売新聞の記事を見てＮＰＯへの依頼をやめていた。その後の同年一二月には、ＮＰＯを相手取り、ＮＰＯに支払った移植費用約一八四〇万円の返還を求める民事訴訟を東京地裁に起こした。

男性は海外での移植をあきらめ、人工透析治療を続けながら、親族から臓器提供を受けることを検討しているという。

「ＮＰＯのおかげで助かった人がいるのは事実だろうが、それ以上に多くの人を翻弄してきたはずだ。ＮＰＯの実態を公判で明らかにしてほしい」と訴えた。


「僕は大勢の人の命を助けてきた」

初公判後の七月四日、菊池は保釈が認められ、保釈保証金一五〇〇万円を納付して東京拘置所から保釈された。

荷物を載せた台車を押しながら徒歩で出てきた菊池は少し瘦せた様子だったが、記者が声をかけると「率直に言って、僕は大勢の人の命を助けてきたので、なんで処罰されるのかなって」「先日の公判でも言いましたけど、臓器のあっせんはこの一七年間、一度もしたことがない。これから裁判できちっと無罪の立証をします」などと語った。

第二回公判は、九月一二日午後一時半から東京地裁で開かれ、弁護側の冒頭陳述と、証人尋問、被告人質問が行われた。

弁護側は冒頭陳述で、臓器の無許可あっせん罪は、日本国内で移植される臓器の提供やそのあっせんに適用されると主張した。起訴対象の移植手術はいずれもベラルーシで行われており、被告は無罪だと訴えた。「海外移植やそれをサポートする行為は社会的に悪とはいえない」とも述べた。

その後、弁護側の証人として、元患者の男性が証言台に立った。男性はNPOのホームページを見て二〇一一年に連絡し、同年九月、中国・天津で腎臓移植を受けたという。費用は一四〇〇万円程度だった。

男性はその後再び腎機能が低下しているとし、「菊池さんにまた（仲介を）お願いしたいと思っている」と述べた。

同じく弁護側の証人として、ある大学の特任教授も出廷した。菊池の仲介を受けた患者に対し、過去にアンケート調査を行ったことがあるという。

特任教授は、臓器を摘出する施設と移植手術を行う病院を結びつけるのが「あっせん行為」だとして、NPOはこれに「当たらないと考える」と語った。

休廷を挟んで、菊池の被告人質問に移った。

菊池は弁護側の質問に対し、臓器売買の事実は「全くない」と主張した。患者から受け取っていた費用についても不当に高額ではないとし、あるケースでは「他の業者の三分の一から四分の一（の金額）だった」と語った。

一方、検察官の質問は、菊池が違法性の認識を持っていたのかどうかや、なぜ厚生労働相の許可を得ようとしなかったのかという点に集中した。

検察官「あなたは、NPOの活動にあたって厚生労働相の許可を受けようとは考えませんでしたか」

菊池「考えたことはないです」

検察官「息子さんが厚生労働省のヒアリングを受け、活動があっせんになり得るとの説明を受けて、そのことを伝えたと検察官に話しています」

菊池「記憶の中では、そういう可能性があると聞いただけで、活動がダメとは言われていません。違法と認識していない」
検察官「所管省庁の厚生労働省の説明を受けて、何とも思わなかったんですか？　所詮、可能性だと？」
菊池「早い段階で、顧問弁護士の先生にも『可能性はあるけど、該当しないだろう』と（言われていた）」
検察官「内閣府認証NPOと言っていますね」
菊池「はい」
検察官「だったら、あっせん許可の申請をどうしてしなかったんですか？」
菊池「文献を読むと、日本臓器移植ネットワーク以外に認可しないと（書いてある）。第一二条一項は、海外でも該当するという認識は持っていませんでした。許可を取らないと、という意識も持っていませんでした」
検察官「（井上医師や弁護士らとオンラインで行った）会議のあった日に、医師とのメールのやりとりで『先生がお墨付きを与えると責任問題になるかもしれない。本日はグレーとして落ち着いた。実際は不明で、リスクはある。（中略）厚生労働省の逐条解説は一二年に加筆され、八年やっているけど何もない。摘発する気はない』とある。これはどういう意味で送ったのですか」
菊池「海外は該当しないけれど、可能性があるという意味です。第一二条は海外には適用になると思いませんでした」
検察官「違法の可能性はあるけど、許可を得なかったのはなぜですか」
菊池「正式に答えがあったのは昨年九月で、それまで厚生労働省はグレーの判断でした。正式見解をもらってから移植手術は一件もやっていない」

こうしたやりとりの中で、菊池の口から反省や患者への謝罪の言葉が聞かれることはなかった。NPOのさらなる実態や、ドナーへの具体的な支払いなどについても新しい事実はなく、傍聴した取材班の野口と小峰は落胆して法廷を後にした。

論告求刑

一〇月一〇日の第三回公判では、検察側が論告求刑を行った。

検察側は、菊池やNPOの活動について「国内外の移植機会の公平性を著しく損なうなど、臓器移植法の目的・基本的理念に反する悪質な犯行である」と厳しく指摘した。

「海外での移植手術に日本の法令は適用されない」と訴えた弁護側の主張については、「あっせん行為の一部が日本国内で行われれば厚生労働相の許可が必要で、違反すれば処罰対象になる」と主張した。

その上で、検察側は「違法性を十分に認識しながら、摘発はされないと考えて長期間にわたり同種犯行を繰り返し、順法精神の欠如が著しいと言わざるを得ない。一連の犯行によって相当額の利益を得ていたことが認められる」として、菊池に懲役一年と罰金一〇〇万円、法人としてのＮＰＯに罰金一〇〇万円を求刑した。

いずれも、臓器移植法の無許可あっせん罪での法定刑の上限に当たり、検察側の厳しい姿勢がうかがえた。

これに対し、弁護側は最終弁論で、国外での臓器移植に日本の主権は及ばず、許可が必要だとは考えられないと再び反論した。被告は臓器を提供する側と移植を実施する側を仲介しておらず、あっせんには当たらないとして無罪を主張した。

菊池は、検察側の論告の際には首を横に振り、弁護側の弁論の際にはしきりにうなずいていた。最後に自ら意見陳述に立つと、およそ一〇分間にわたって、次のように持論を語った。

「私には、恥ずべきことは何ひとつない、との思いを胸に抱いて裁判に臨んでいます。我が心に一点の曇りもありません。私たちの支援のもと、一〇〇人近くの方々が死の淵から生還し、健康を取り戻し、社会復帰されました。私利私欲や営利目的での臓器売買、違法性が問われるようなあっせん行為、不当な金銭のやり取りなど、やましい点は一切ありません」

実刑判決と控訴

「主文、被告法人を罰金一〇〇万円に、被告人を懲役八月に処する」

一一月二八日午後一時半、東京地裁四階にある四二九号法廷で、NPO理事長の菊池仁達に判決が言い渡された。

ピンクのシャツにネクタイ、黒いベスト姿で法廷に現れた菊池は、判決が言い渡された瞬間、驚いたように少し上半身をのけぞらせた。だが、その後はまっすぐ前を見て理由を聞いていた。

馬場嘉郎裁判長は判決理由でまず、臓器移植法が臓器あっせん業を厚生労働相の許可制とするのはなぜなのか、法の基本理念から説明した。臓器移植が適切に実施され、移植を受ける機会が公平に与えられることや、臓器取引の防止などを挙げた。

その上で、海外移植のあっせんは、▽臓器の提供が任意に行われない▽国内で移植を受ける機会の順序が乱される▽適正な手術が行われず患者の安全が脅かされる▽移植後の国内での治療継続に支障をきたす――といった可能性があると指摘。国内で海外移植の希望者を募集し、海外病院との連絡調整を行ったＮＰＯの活動は、こうした問題を生じさせる可能性のあるあっせんに該当すると判断した。

また、国内で臓器移植を受けるには、長い待機期間を要するにもかかわらず、菊池が支援した患者らは数か月以内に手術が受けられたとして、「移植を受ける機会の公平性が大きく損なわれた」と述べた。

複数の専門家らからの指摘を通じ、違法性を認識する可能性は十分にあったとして、「実刑は免れない」と結論づけた。

判決は一方で、ＮＰＯの行為に「営利性」までは認められず、菊池の利得が大きかったとも言えないと判断した。このため、検察側が懲役とともに菊池に求めた罰金刑については、適用が見送られた。

法廷で腕組みをしながら判決を聞いていた菊池は、馬場裁判長から控訴手続きの説明を受けると、その場でこう述べた。

「本日控訴します」

海外移植を巡る初の刑事裁判の判決は、「移植機会の平等」という基本的な理念から丁寧に説明したものだった。

法定刑が上限一年という罪に対し、懲役八月の実刑を選択したことは、不当な臓器あっせんを許さないという厳格な判断の表れと言えよう。

記者が握りしめていた拳

傍聴席で判決を聞いた取材班の藤原聖大は、証言台に立つ菊池の後ろ姿を見つめながら、一連の報道を思い起こしていた。神奈川県藤沢市のアパートの一室で患者の小沢克年と会い、初めて海外移植の話を聞いてから、約六六〇日が過ぎていた。

読売新聞のデータベースで「難病患者支援の会」と検索すると、一〇〇件以上の記事がヒットする。記事の内容には一〇〇％の自信を持っているが、菊池が問われた罪について司法がどう判断を下すかは未知数だった。

判決の瞬間、「どんな判決か」と緊張しながら膝の上で握りしめていた藤原の拳には、じっとりと汗がにじんでいた。

この間、主に患者やNPO関係者の取材を担った藤原は、提供された録音データの公表範囲や記事の掲載時期を巡って取材先の関係者と議論を重ね、時には電話で長時間やりとりして何とか理解を得たこともあった。

「有罪判決が出たか」――藤原はしばらく感慨にふけっていたが、すぐに気持ちを入れ直すことになる。判決への受け止めを取材しようと患者の一人に電話を入れた時だ。

「菊池は有罪になったけど、私のように移植を待つ患者からすると、何かが解決したわけではないんですよね……」

問題の一番の根底には、国内の臓器提供数の少なさがある。患者との電話を終えると、藤原は自分自身にこう言い聞かせた。

「まだ何も終わっていない。大事なのはむしろ、これからの取材だ」

終　章　救えぬ命

ドナーが見つからなかった二歳児

《「臓器移植で助かる。待ったのに……」》

そんな見出しの記事が読売新聞夕刊の一面に載ったのは、一連の問題が刑事事件に発展する前の二〇二三年一月一六日だった。

取材に応じた神奈川県大和市の会社員、藤原健さん（40）は「救えるはずの命が救えない。こんな国じゃダメですよ」と強い言葉で語った。

三男の晴己ちゃん（当時二歳）を二一年一二月に心臓の病で亡くした。二年近く移植を待ったのに、ドナーが見つからなかった。

晴己ちゃんは生後数か月の頃から風邪のような症状が続き、心機能が低下する「拡張型心筋症」と診断された。医師から「心臓移植を受けない限り助からない」と宣告され、一歳を前に、移植を前提に補助人工心臓（ＶＡＤ）装置を装着するため国立循環器病研究センター（大阪）に入院した。

ほとんどを病室で過ごしたが、いたずら好きで、おもちゃを隠しては「パパ！」「ママ！」と笑顔を見せた。

日本臓器移植ネットワーク（ＪＯＴ）に移植待機の登録を行い、三年ほどでドナーが見つかるのではないかと希望をつないだが、二歳半だった二一年秋、血液に入った細菌が原因で敗血症を起こした。薬の影響で両手の指を失い、肺からは出血し、一二月一四日に息を引き取った。

「ドナーさえ見つかっていれば……」。藤原さんはその思いをぬぐえずにいる。

この日の記事では、移植を受けられず、自らがドナーとなった女の子も紹介した。

岐阜市の柔術家、白木大輔さん（42）の長女、優希ちゃん（当時四歳）は、四歳になってまもなく嘔吐や顔のむくみが出て、「特発性拡張型心筋症」と診断された。

心臓移植の実績が豊富な大阪大学付属病院（大阪）に入院したが、症状はあっという間に重くなり、両親は国内でドナーを待っていては命が持たないと判断し、米国での移植を検討した。

しかし、入院からわずか二か月後、治療に伴う血栓が原因で脳梗塞を起こした。主治医から「あとは心臓が止まるのを待つだけです」と、脳死状態になったことを宣告された。

白木さんは、優希ちゃんの臓器を、ほかの子どもに提供することを決めた。移植を待つ子や家族がどんな気持ちか、知っているからだ。肺と腎臓、肝臓が子どもの患者たちに提供された。

「名前の通り優しい子だったので、誰かの役に立てたことを喜んでくれていると思います」

白木さんは「臓器提供や移植医療の大切さを知ってほしい」との思いで、地域の学校などで自らの体験を話している。

取材班は、こうした記事を繰り返し掲載してきた。記事がきっかけで、臓器提供に前向きになる人が増えたり、制度が改善されたりして、少しでも報道が社会の役に立ってほしいと考えているからだ。

子どものための支援団体

子どもの心臓移植については、支援団体が複数存在し、移植に必要な資金を集めるために家族が行う募金活動が報道されることがある。読売新聞もたびたび募金活動や海外での心臓移植について報道してきた。

支援団体は、海外での移植を実現するための活動をしている点では、ＮＰＯなどと共通している部分がある。大きく異なるのは、臓器売買の可能性がある不透明な移植では決してないことだ。

子どもの心臓移植を支援する「トリオ・ジャパン」の場合、自団体のスタッフではなく、患者の治療にあたる大学病院などの主治医が米国の病院と連絡を取り合い、受け入れの可否などを決めている。米国の病院では、外国人患者の一定数の心臓移植が認められており、現地でも正規ルートの移植になる。

トリオ・ジャパンの青山竜馬会長（42）は、臓器移植法の「あっせん」に該当しないようにするため、「患者と病院間の連絡や調整をしないようにしている」と話す。患者や家族に募金の方法を伝えたり、家族に心構えを説明したりすることが活動のメインだということ。

青山会長も自身の子どもが海外で心臓移植を受けている。国内の臓器提供数が増えれば、その分、募金活動などの負担が減ることから「私たちとしても、国内のドナーが増え、海外移植がゼロになることが目標だと思っています」と語った。

億単位になる費用負担

海外で子どもに移植手術を受けさせるには、費用面の負担が重い。米国での心臓移植の場合、軽く億単位に上る。

重度の心不全を患う東京都豊島区の佐藤葵ちゃん（1）の支援者から取材班に「最近の円安で費用が一・五倍に跳ね上がり、五億円の費用がかかる状況になっています」と窮状を訴えるメールが届いたのは二二年一一月だった。葵ちゃんは生後まもなく、右心室と左心室の間に穴が見つかり、塞ぐ手術を受けたが、不整脈を起こした。移植以外に助かる道はないと診断されていた。

父親の自営業・佐藤昭一郎さん（41）と、母親の会社員・清香《さやか》さん（38）は、いつになるかわからない移植を国内で待つのではなく、数か月以内の移植が見込まれる米国への渡航を決意した。主治医が米コロンビア大学病院との間で移植の準備を進めてくれたが、問題は費用面だった。海外では公的保険が適用されず、円安の影響もあって費用が膨らんだ。

夫婦は二二年一一月、厚生労働省で募金を呼びかける記者会見を開いた。多くのメディアに報じられ、「救う会」メンバーの献身的な活動もあって、約一か月という異例ともいえる早さで目標の金額に達した。

翌年の三月、葵ちゃんは両親とともに米国に発った。予定通りコロンビア大学病院に入院し、八月に移植手術を受けた。

術後の経過は良好で、リハビリを行った後、退院した。現地からオンラインで行われた記者会見で、清香さんは「ドナーさんと皆さんのおかげでいただいた命です。助けていただいた分、誰かを助けてあげられる人になってもらいたい」と、何度も感謝の言葉を述べた。

同年の一二月には日本への帰国がかない、東京都内で開いた記者会見には両親とともに葵ちゃんも出席した。清香さんに抱かれた葵ちゃんは、取材用のマイクに興味津々で、時折、笑顔を浮かべて元気な様子だった。昭一郎さんは「たくさんの人に支えていただいた」と振り返り、清香さんは「家族で食事するという普通の生活を送れるのも、皆さんのおかげ」と改めて感謝の言葉を口にした。

葵ちゃんは今後、免疫抑制剤を飲みながら、国内の病院に通うという。

心臓と左右の肺、腎臓が患者五人へ

取材班はこの間、臓器提供をしたドナーの遺族にも取材をしている。

藤原が取材した看護師のマーフィー麻未《あさみ》さん（38）の父・文司《ふみじ》さん（享年六七）は数年前、自宅で脳梗塞を起こした。手術後も意識は戻らず、自発呼吸が停止した。

文司さんは市役所職員だった五〇歳代の頃、臓器提供の意思表示をしていた。運転免許証の更新時に、麻未さんに「臓器提供ってどう思う?」と相談したのがきっかけだった。

麻未さんは看護師として移植医療に関わっていた。国内で多くの患者が移植を待っている現状を伝えると、文司さんは「怖いな」と言いつつ、運転免許証の記載欄に自ら署名した。

スポーツが大好きで、還暦を過ぎても地元の草野球チームでプレーしていた文司さん。その父が実際に脳死状態となり、臓器提供を行うかどうかの最終的な判断は家族に委ねられた。断ることもできたが、母・紀子さん（68）の言葉が、麻未さんの背中を押した。

「本人の意思もあるし、使える臓器を燃やしてしまったらもったいない」

正式な脳死判定の翌日、家族みんなで書いた感謝状を贈り、手術室へと送り出した。心臓と左右の肺、腎臓が移植を待つ患者五人に提供された。後に、臓器あっせん団体のＪＯＴを通じ、提供を受けた人から感謝の手紙が届いたという。

麻未さんは「意思表示が後押しになり、移植を心待ちにしていた方々に父の臓器を届けることができた。悲しいけれど、誇らしくもあります」と語った。

臓器提供の意思表示は、運転免許証や健康保険証、マイナンバーカードの記載欄などで行うことができる。取材班は、一人でも多くの人々が意思表示をすることを願って、こうした記事を出してきた。

二三年一〇月二八日には、国内の脳死臓器提供が一〇〇〇件になったとＪＯＴが発表した。臓器移植法の施行から、実に二六年を要した。

一〇〇〇例目のドナーは中国四国地方の病院に入院していた六〇歳代の男性で、心臓は六〇歳代の男性、肺は四〇歳代の男性、肝臓は三〇歳代の男性、腎臓は五〇歳代女性と四〇歳代の別の男性にそれぞれ移植されたという。

取材班の野口は一〇〇〇件目の臓器提供に合わせ、かつて脳死ドナーから臓器提供を受けた人の思いを取材した。

数年前に肝臓移植を受けた浜松市の会社員、田原克哉さん（43）は、生まれつき胆道が閉じた「胆道閉鎖症」で肝機能が悪化し、だるさや合併症で、休職も余儀なくされていた。

JOTに移植希望登録をしてから約八か月後、医師からドナーが見つかったと伝えられた。「ドナーはどんな人で、家族は今、どんな気持ちなんだろう。自分が受け取っていいのか」といった考えが頭を巡り、その日はよく眠れなかったという。

翌日行われた手術は成功した。現在は朝晩に免疫抑制剤を服用しているが、家族旅行で一日中歩き回ったり、五キロのマラソン大会に出場したりと、健常者とほぼ変わらない生活だ。

田原さんは「当たり前の日常を送れる幸せを実感しており、ドナーには感謝の気持ちでいっぱい。救われた命だからこそ、ドナーの方に恥じない生き方をしたい」と話していた。

アメリカ、韓国の「命のリレー」

亡くなったドナーから患者への臓器提供は、「命のリレー」にほかならない。国内の臓器提供数を増やし、一人でも多くの命をつないでいくためには、どのような対策を進めていけばいいのか。

取材班はそのヒントを探るため、本社の特派員の協力を得て、いくつかの国の臓器移植事情を取材した。

日本とは異なり、取り組みが功を奏して移植件数を増やした国もあり、学べることは多いはずだと考えたからだ。

二〇二一年の人口一〇〇万人あたりのドナー数が世界一位の四一・六人だった米国は、全米臓器移植法（一九八四年制定）に基づき、「全米臓器配分ネットワーク」がドナーと待機患者の情報を管理し、五七か所の臓器あっせん機関「ＯＰＯ（Organ Procurement Organization）」を介して臓器が配分される。

ペンシルベニア州のＯＰＯ「ギフト・オブ・ライフ・ドナー・プログラム」の臓器提供数は一五年連続で全米トップだ。二一年のドナー数は過去最多の七〇五人で、発足した一九七四年の二三人から大きく増えた。

同州のＯＰＯで三八年間にわたって代表を務めたハワード・ネイサン（69）は「病院とあっせん機関の信頼関係が重要だ」と語る。

当初三人だけだったスタッフは、州内の病院を訪ねて回り、死者が出たら電話をするように頼んだ。医師に脳死を理解してもらうために脳死の判断基準が示された論文を見せ、看護師には移植を受けた元患者の話を聞かせて回った。二四時間態勢で電話番もした。

今では一二九の救急病院、一四の移植病院と連携する。研修制度も整えており、日本や豪州など三三か国の医師やコーディネーターらをＯＰＯの関連団体で受け入れ、脳死について周囲の理解を得る方法や病院との連携に関するノウハウを一万二〇〇〇人以上に伝えた。さらに、中国や韓国、アラブ首長国連邦にＯＰＯの職員が出向くなどし、現地の移植体制の整備を助けている。

「通報制度」の果たした役割も大きかった。

米国では、脳死か心停止かにかかわらず、死者、または死亡が差し迫った患者が出ると病院はＯＰＯに報告することが義務づけられている。通報を受けてＯＰＯの職員が病院を訪れ、患者家族に臓器提供の選択肢を伝える。ペンシルベニア州は、一九九四年にいち早く通報義務を導入した。ネイサンは「導入から三年後には、ドナーが四割増えた」と明かしている。

韓国も、あっせん機関への報告の義務化により、臓器移植件数を伸ばした国だ。脳死と推定される患者情報の通報制度を韓国が義務化したのは、二〇一一年だった。前年に二六八人だったドナー数は、一六年には五七三人に倍増した。通報義務に違反すれば、三〇〇万ウォン（約三〇万円）の過料を科される制度になっている。

通報をネットを通じて行う「電子通報システム」も導入されている。首都ソウルにある臓器移植の支援組織「韓国臓器提供機構（ＫＯＤＡ）」の通報センターには、病院で脳死と推定された患者の情報が業務提携する病院から電子通報システムで届く。氏名や、住民登録番号、住所、診断名などだ。情報は、患者が出た地域のコーディネーターに送信され、コーディネーターが病院に急行する。

儒教文化の韓国では、特に高齢世代を中心に、臓器提供への抵抗感が依然として強いという。大韓移植学会医療倫理委員長で、全南大学病院臓器移植センター長の崔須眞那教授は、韓国でも患者家族への選択肢の提示が「医師にとって心理的に非常に大きな負担となる」と話す。

電子通報システムは、こうした医療現場の負担を軽減させる狙いがある。電子カルテに入力した患者の容体が、脳死と推定される条件に符合すると、ＫＯＤＡへの通報を選択できるアイコンが自動的に表示される。

崔教授は「日本は韓国よりも（移植への抵抗が）強く残っているようだ。法整備、そして『命を分かち合う』という教育が大切だ」と話した。

日本国内では、第九章で見た通り、厚生労働省が二四年度、各地の拠点病院と地域病院の間で脳死可能性のある患者情報を共有する仕組みを導入する方針だ。だが、米国や韓国のように臓器あっせん機関との共有ではない上、義務化も予定されていない。

そうした点からしても、臓器提供数を各国並みに引き上げるには、まだはるか遠い道のりがある。

また、米国などは、臓器提供するかどうかにかかわらず脳死を人の「死」とするのに対し、日本は心停止が死の原則で、臓器提供する場合に限って脳死が「死」となる。この二重基準が、臓器移植の普及の妨げになっていると指摘されている。

つまり、日本では、ドナーの家族が臓器提供を承諾することで「死」が確定する形になっており、家族がつらい思いをすることが少なくないのだ。

厚生労働省の臓器移植委員会や専門家らの間では、「脳死を一律的に人の死とする法改正を行うのが望ましい」との議論が繰り返されているが、法改正に向けた具体的な検討は進んでいない。

患者たちはいま

キルギスから帰国後、一時スリランカでの移植を模索していた男性がNPO法人「難病患者支援の会」に移植費用の返還を求めた訴訟の判決で、東京地裁（大竹敬人裁判長）は二四年一月三〇日、NPOに約一八四〇万円全額の支払いを命じた。男性が二二年八月七日の読売新聞の記事を見てNPOへの依頼をやめた点について、判決は「報道は、NPOが支援する海外での腎移植手術の適法性に疑いを抱かせるのに十分なものだった」と評価した。

二四年二月現在、難病患者支援の会は東京都のNPO認証を得たままだ。都は、法人と菊池の刑事事件での有罪が確定すれば認証を取り消す方向で検討しているが、菊池は無罪を主張して東京高裁に控訴しており、公判は長期化する可能性もある。

国会や厚生労働省による法や制度の見直しに向けた議論の進展は、現状では十分な状況とは言えない。海外移植の仲介団体はNPO以外にも存在するが、どのような活動をしているのか実態はいまだにわかっていない。

このままでは、仲介団体の活動が野放しになっている現状は結局、あまり変わらないのではないか――取材班はそうした懸念を抱いている。海外での移植に一縷《いちる》の望みを託す患者が存在する中、さらに実効性のある対策を講じていく必要がある。

キルギスで生体腎移植を受けた患者の本田麻美は、国内での移植のめども立たず、人工透析を続けながら入退院を繰り返している。「なぜNPOのような団体が野放しになってきたのでしょうか。国は真剣に対応を考えてほしい」と切々と語る。

本田と同様にキルギスに渡った患者の小沢克年は、親しい先輩から無償で腎臓の提供を受けられることになったとして、二三年一一月、友人間の生体移植が法的に認められているトルコに渡った。だが、医療上の問題があることが判明し、結局手術は受けられないまま帰国している。

NPOで働いていた臼田俊介は、読売新聞が最初の記事を出す前月の二二年七月にNPOを辞めた。その後、運送関係の仕事をしている。

おわりに

本書は、臓器移植や医療分野にもともと詳しいわけではない社会部の記者たちが、「海外を舞台とした臓器売買の闇を解き明かす」ことに狙いを定め、試行錯誤を繰り返しながら報道に取り組んだ記録である。

貧しい人からの搾取という問題をはらむ臓器売買は、国際的に厳しく批判されている。しかし、こと日本国内にあっては、その非倫理性が見過ごされてきたのではないか。取材を続ける中で、取材班が抱いたそのような疑問は、やがて強い確信に変わっていった。

不透明な海外移植が存在することは、移植医療の世界では、以前から広く知られていた。厚生労働省も当然把握していたが、抜本的な対策が講じられることはなく、警察の捜査でも刑事事件として立件されることがなかった。

「今ここで法や制度の見直しを進めなければ、必ずまた同じ問題が繰り返される」。記者たちはそう考え、取材を続けてきた。

一連の報道は、闇に埋もれた臓器売買の実態を組織ジャーナリズムの力で浮き彫りにしたとして、二〇二三年度の新聞協会賞を受賞した。国境をまたぐ調査報道によって学会や警察、行政、国会を次々と動かしたことが評価されたものだ。

記者たちはこの間、患者やＮＰＯ関係者、医療の専門家を多数取材しただけでなく、時間を見つけては永田町に通い、計数十人に上る与野党の国会議員や秘書たちと会って問題意識の共有を図ってきた。

臓器移植法が議員立法で制定された経緯もあり、結局は国会の力で法や制度を見直さなければ、事態は変わらないだろうと考えたからだ。

そうした地道な取材と努力が、報道を支えている。そこにはやはり、記者一人ひとりの「世の中を良くしたい」というシンプルな思いがある。

本書を読んだ読者の方々が、記者たちの活動や思いに少しでも共感してくだされば幸いである。臓器移植を身近に感じることで、臓器提供の意思表示をする人が一人でも増え、国内の移植環境の改善につながることを願っている。

本書は、取材班の藤原聖大、小峰翔、虎走亮介、野口恵里花、清水生が主に執筆を担当し、全体を佐藤直信、吉田敏行がまとめた。

出版にあたっては、新潮社の門文子氏から数々の適切な助言をいただいた。また、体調の悪い中で長時間の取材に応じてくださった患者の方々や、貴重な情報をいただいたNPO関係者、医療関係者をはじめ、取材にご協力いただいた全ての方と、たくさんの助言・指導をいただいた読売新聞社内の諸先輩方に感謝を申し上げたい。

二〇二四年三月

読売新聞東京本社社会部次長　佐藤直信

読売新聞社会部取材班　読売新聞社会部の記者約10名による調査報道チーム。海外で行われた「臓器売買」疑惑を2022年8月7日付朝刊で記事化。優れた報道に贈られる23年度の新聞協会賞を受賞。

Ⓢ新潮新書

1039

ルポ　海外《かいがい》「臓器売買《ぞうきばいばい》」の闇《やみ》

著　者　読売新聞社会部取材班《よみうりしんぶんしゃかいぶしゅざいはん》

2024年4月20日　発行

発行者　佐　藤　隆　信

発行所　株式会社 新潮社

〒162-8711　東京都新宿区矢来町71番地
編集部(03)3266-5430　読者係(03)3266-5111
https://www.shinchosha.co.jp
装幀　新潮社装幀室

図版製作　クラップス

印刷所　錦明印刷株式会社

製本所　錦明印刷株式会社

ISBN978-4-10-611039-9　C0236

価格はカバーに表示してあります。